TABLEAU

DES

PLANTES USUELLES

RANGÉES PAR ORDRE,

Suivant les rapports de leurs principes & de leurs propriétés.

Collatio practica simplicium separatim instituit solet rarò, nec ità facilè.
Konig, *de vegetabilibus*, Sect. IV, *de Scordio.*

Par Henri-François-Anne DE ROUSSEL, Professeur en Médecine en l'Université de Caen.

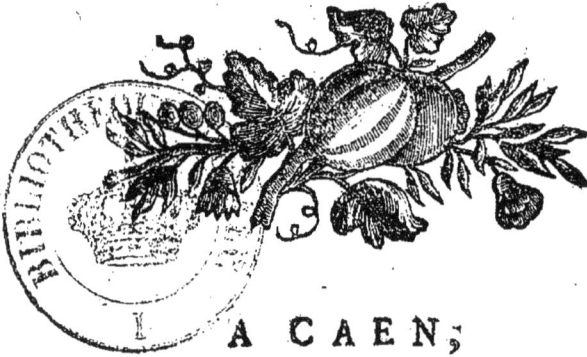

A CAEN,

De l'Imprimerie de L. J. POISSON, Imprimeur-Libraire, rue Froide-rue.

M. DCC. XCII.

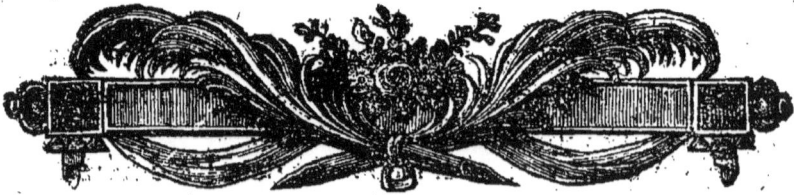

PLAN GÉNÉRAL
DE L'OUVRAGE.

EN confidérant la multitude prodigieufe de végétaux qui croiffent fur notre globe, on trouve deux chofes bien capables de piquer la curiofité des obfervateurs.

Les uns s'attachent à connoître les plantes, & à les cultiver pour jouir de leurs fleurs & en faire l'ornement de leur habitation.

Les autres font une étude plus férieufe de la Botanique, en réuniffant à ces connoiffances, des lumiéres fur la qualité des fubftances qui entrent dans la compofition des plantes; fur les rappors qu'elles ont avec l'homme; & fur l'emploi qu'il peut en faire.

La Botanique confidérée fous le premier de ces afpects, nous repréfente les végétaux rangés par ordre fuivant la convenance qui exifte entre leurs racines, leurs tiges, leurs feuilles, & notamment entre les différentes parties de leurs fleurs.

Cette fcience fuivie avec plus ou moins d'intérêt, depuis vingt fiécles, a fait des progrès remarquables dans ces derniers, au point que la collection des plantes a fucceffivement groffi jufqu'au nombre de 28000 arbres, arbuftes, & différentes herbes, dont les noms & les caractéres font maintenant décrits d'une maniére affez exacte.

Du nombre des Naturaliftes livrés à l'étude de la Botanique naiffante, les uns fe font principalement attachés à diftinguer les végétaux d'après la forme

de leurs graines ou de leurs fleurs; les autres ont
cru devoir ajouter à ces caractéres la connoiſſance
des feuilles, des tiges & des racines.

Delà cette variété ſi frappante dans les différentes méthodes adoptées par les Auteurs pour claſſer
les végétaux; & cette variété porte, ſans contre-
dit, avec elle, le plus grand préjudice à ceux qui
ſe livrent à ce genre d'étude.

Un inconvénient non moins contraire aux progrès de cette ſcience, exiſte dans la nomenclature
des végétaux. En effet, chaque langue ayant intro-
duit ſes dénominations particuliéres en Botanique,
les plantes ont été déſignées ſous différens noms par
les Auteurs; il en a réſulté beaucoup de confuſion
dans leurs ouvrages; & ce n'eſt qu'avec la plus grande peine que la plupart des élèves en médecine peuvent s'élever au-deſſus des difficultés en ce genre.

Pour rémédier à ces inconvéniens, j'ai cru devoir donner au commencement de chaque cours
de Botanique, une idée des principales méthodes
qui ont été adoptées depuis Dioſcorides juſqu'à
nous: j'ai démontré les plantes d'après les ſyſtê-
mes comparés de Tournefort, Linné, de Juſſieu &
de quelques autres Botaniſtes célèbres; je me ſuis
ſur-tout attaché à déſigner chaque plante d'après
le nom qu'elle tient de ces Auteurs, en ajoutant en
même-temps ſon nom François, qu'il ſeroit difficile de trouver dans la grande collection des livres
de Botanique.

Mais ce n'eſt pas aſſez de rapprocher ces diverſes
méthodes, & de fixer à la fois les idées des élèves ſur la nomenclature des plantes. Il eſt beaucoup
plus important de faire un recueil de celles qui peuvent être utiles à l'homme; de déterminer les principales ſubſtances qui entrent dans leur compoſi-
tion; d'aſſigner leurs vertus reſpectives, & de les

ranger enfuite dans l'ordre & les cafes qui leur
appartiennent.

Quoique cette entreprife foit d'autant plus difficile que les ouvrages théoriques en ce genre font
pour la plupart remplis de préjugés : que les Médecins ne font pas tous d'accord fur les propriétés
des plantes : que les erreurs, à cet égard, fon-
dées fur la fuperftition, l'ignorance & la barbarie
des premiers temps fe font, pour la majeure part,
perpétuées jufqu'au XV & XVIe fiécles ; & que
les livres de nos jours, les dictionnaires des drogues, & les traités de matiére médicale n'ont point
encore atteint à la perfection dont ils font fufceptibles ; cependant j'ai penfé qu'il étoit poffible de
furmonter un jour la plupart de ces obftacles ; &
d'amener enfin l'étude de la Botanique à ce point
de fimplicité & d'exactitude qui pourroit en augmenter les charmes, en la rendant en même temps
plus facile & plus utile.

Deux grands moyens m'ont paru capables de
nous conduire à un but auffi défirable. Le premier
confifte à déterminer la nature des fubftances qui entrent dans la compofition des plantes ufuelles, & les
rapports ou la différence de ces végétaux à raifon
de leurs parties qui nous intéreffent. C'eft d'après
le réfultat de ces premiéres confidérations que j'ai
cru qu'on pourroit divifer les plantes ufuelles en
trois principales familles. Celles de la première font
deftinées à former ou à régénérer la maffe de nos
humeurs : elles jouent le plus grand rôle dans l'accrétion & la nutrition ; je les défignerai fous le nom
de plantes *alimenteufes*.

Celles de la feconde famille ont la propriété de
changer l'état de nos folides ou la qualité des humeurs, fans pour cela fervir à la nourriture des
êtres organifés, & fans augmenter fenfiblement les

excrétions : je comprendrai celles-ci fous la dénomination générale des plantes *altérantes*.

La troifiéme famille renferme les plantes qui ont
la propriété d'augmenter ou de provoquer les différentes excrétions. On doit les ranger dans la claffe des remèdes *évacuans*.

Quoique ces trois claffes contiennent la majeure
part des plantes ufuelles ; cependant il en exifte
encore beaucoup d'autres qui ont des rapports plus
ou moins frappans avec la vie ou les befoins de
l'homme ; je veux parler ici des plantes nuifibles
ou vénéneufes. Il eft donc bien important de s'attacher fcrupuleufement à l'étude de ces derniéres,
non-feulement afin de pouvoir les difcerner & met-
tre à l'écart celles qui pourroient nous être nuifibles
ou pernicieufes : mais afin d'employer les fecours
de l'art contre les vertus délétéres des autres ; de
féparer les principes vireux, des fubftances falutaires que plufieurs d'entr'elles comportent ; & par
ce moyen en retirer de grands avantages dans le
traitement de certaines maladies dans lefquelles elles
ont une efficacité maintenant reconnue. Ces différentes plantes appartiendront à la quatriéme &
derniére claffe.

Le fecond moyen de perfectionner la fcience des
plantes ufuelles, confifte à noter fcrupuleufement
les effets que chacune peut produire dans l'économie animale ; & à diftinguer avec la plus grande
exactitude les phénomènes fubféquens aux mutations primitives opérées dans nos corps, par l'impreffion du principe utile & médicamenteux de chacune de ces plantes.

L'obfervation étant la bafe de ce grand moyen,
j'ai cru que l'enfeignement en ce génre pouvoit devenir plus avantageux, en ne confacrant à ce
cours de matiére médicale que les faits les plus con-

duans & les plus favorables à l'usage de telle ou telle plante; en rapprochant les observations des meilleurs Praticiens à ce sujet : en élaguant de leurs productions en ce genre, tout ce qui peut tenir aux préjugés ou à l'enthousiasme; enfin en n'instituant l'ordre des plantes usuelles, que d'après les résultats de l'expérience qui doit principalement nous guider dans l'application des remèdes.

Ainsi l'on doit, à mon avis, séparer les plantes usuelles en *alimenteuses*, en *altérantes*, en *évacuantes* & en *vénéneuses*. Donnons maintenant un extrait du tableau de chacune de ces familles.

Iᵉʳ ORDRE.
Des Plantes Alimenteuses.

On doit considérer les plantes de cet ordre tant par rapport à la qualité des substances nourricières de chacune; qu'à raison des principaux effets qu'elles font capables de produire dans nos corps.

Quoique la majeure part des Auteurs qui ont écrit sur les vertus des plantes, ait passé celles-ci sous silence, ou se soit bornée à n'en citer qu'un petit nombre; cependant ces plantes étant spécialement destinées à nourrir nos organes ou à régénérer la masse des humeurs, elles doivent former un ordre à part & tenir le premier rang.

Galien fut le premier qui mit à part les plantes alimenteuses & qui tenta de démêler les nuances de leurs principes & leurs propriétés.

Malheureusement on n'a que trop négligé cette belle partie de l'art de guérir; il semble même que cet objet de la dernière conséquence & qui devroit être à la portée de chaque individu, a été presque totalement oublié, jusqu'à ce que le célèbre Lorry l'ait repris en considération & nous ait communiqué les réflexions profondes sur la nature des alimens.

ainſi que ſur leur influence dans la différence des tempéramens, ſur la vie de l'homme, ſa ſanté, ſes infirmités, &c.

En rapprochant les idées de ce ſavant praticien, des connoiſſances dont Galien avoit ſemé les germes précieux ; on voit combien l'étude des plantes alimenteuſes eſt néceſſaire à l'homme ; puiſqu'un choix convenable des élémens de ſa nourriture le met à portée de prévenir beaucoup de maladies auxquelles la conſtitution particuliére de chaque individu, la variété des climats, l'intempérie des ſaiſons, &c. ſont capables de le conduire.

Parmi les plantes alimenteuſes, il y en a quelquesunes qui ſont remarquables par la ſubſtance glutineuſe qu'elles contiennent. On reconnoît aujourd'hui le *gluten* par la cohéſion de ſes parties ; par la *ductilité* qui en eſt le caractére diſtinctif ; par la friabilité qu'il a, lorſqu'il eſt deſſéché ; par ſon inſolubilité dans l'eau ; par l'alkaleſcence qui lui eſt propre & à laquelle il paſſe immédiatement lorſqu'il fermente & tombe en pourriture ; parce qu'il a la plupart des qualités des ſubſtances animales ; & qu'à la diſtillation on peut en retirer les mêmes produits que dans la même analyſe des nerfs, des tendons, du blanc-d'œuf & de toutes les ſubſtances lymphatiques, à la formation ou à la réparation deſquelles il eſt ſpécialement deſtiné.

Cependant, comme cette ſubſtance glutineuſe a plus ou moins de ductilité, ſuivant la qualité du végétal qui la fournit ; comme l'art ſeul peut nous la repréſenter dans ſon état naturel ; & comme elle ſe trouve le plus ſouvent unie dans le règne végétal à des mucilages, à des gommes, à des parties extractives, &c. ; il en réſulte qu'on doit diviſer les plantes qui la contiennent en autant de ſections qu'elle eſt différemment modifiée ou combinée avec les parties dont je viens de parler.

Ainſi la première ſection qui a pour objet les plantes glutineuſes, renfermera celles dont le gluten eſt étendu dans beaucoup d'eau; qui eſt très-atténué & qui paſſe rapidement à la pourriture.

La ſeconde comprend toutes les plantes dont le gluten eſt uni à un principe âcre & qui donnent beaucoup d'alkali volatil dans leur analyſe.

La troiſiéme renferme les plantes dont la farine contient plus ou moins de la même ſubſtance unie à l'amidon, ou au corps muqueux, &c.

La fécule eſt une des ſubſtances végétales des plus propres à la nutrition; elle eſt blanche, lorſqu'elle eſt pure & dégagée de tout principe étranger. Elle donne alors une farine blanche, douce & légére. N'étant preſque jamais iſolée dans les végétaux qui la contiennent, on doit la ſéparer au moyen d'un traitement préparatoire néceſſaire avant de la convertir en aliment.

La fécule nourriciére eſt, le plus ſouvent, altérée dans les végétaux au moyen d'un principe âcre qu'on peut en ſéparer facilement par l'ébullition; ou elle ſe trouve combinée avec un peu de ſucre, des mucilages, &c.

Ces modifications donnent lieu à la diviſion de cette ſection en deux parties: la première renferme les plantes porracées & bulbeuſes; la ſeconde, celles dont la fécule eſt naturellement douce.

La troiſiéme ſection qui traite des plantes alimenteuſes, a rapport au *corps muqueux*. Ce corps remarquable par ſa fragilité, par ſa ſolubilité dans l'eau; par la ſaveur acide qui lui eſt propre dans pluſieurs végétaux; ou par la fermentation acide à laquelle il paſſe immédiatement dans les autres, avant d'entrer en pourriture, ſe trouve différemment modifié, élaboré ou combiné dans le règne végétal. Tantôt il eſt ſous la forme de gomme, fous celle de *mucus* proprement dit; de *corps farineux*; de mucilage doux; d'un mucilage acide; d'un mucilage acerbe; tantôt il eſt aigrelet, mais d'une ſaveur douce & agréable à raiſon de ſa combinaiſon avec le corps ſucré.

Ces différentes nuances du corps muqueux nous ont portés à diviſer les plantes qui le contiennent, en autant de claſſes particulières que les modifications ou combinaiſons ſont différentes entr'elles. Les propriétés reſpectives de ces différentes eſpéces de mucilage établiſſent de plus en plus la diviſion que je viens de propoſer.

La quatriéme ſection des plantes nourricières nous repréſente celles dont on peut retirer des huiles.

Or, les huiles végétales iſolées de toute autre ſubſtance, ſont incapables de paſſer à la fermentation ſpiritueuſe : elles ſont inflammables : elles ſurnagent à l'eau dans laquelle elles ſont inſolubles ſans le ſecours de quelque menſtrue : elles ne peuvent paſſer à l'alkaleſcence, à moins qu'elles ne renferment une certaine portion de fécule : elles ſont ſuſceptibles de ſe rancir; & ce plutôt les unes que les autres, ſuivant l'eſpèce de végétal dont on les a retirées; & lorſqu'elles ſont parvenues au plus haut dégré de leur rancidité elles touchent, à celui de leur décompoſition ſpontanée.

Les chimiſtes ont diviſé ces huiles en huiles concrètes & en émulſives. Nous ſuivrons la diviſion de ces huiles dans l'ordre que doivent avoir les plantes deſquelles on a coutume de les extraire.

Il eſt bien important de connoître la nature & les propriétés des différentes plantes alimenteuſes, afin d'en faire un uſage convenable à nos beſoins, au tempérament, à l'âge, au climat, à la température des ſaiſons & même au caractére de nos indiſpoſitions générales ou particulières; ces divers

élémens de notre nourriture étant non-feulement
deftinés à l'accrétion ou à la nutrition de toutes les
parties brutes ou organiques de nos corps ; mais
fur-tout à régénérer la maffe de nos humeurs. Ces
mêmes fubftances font en outre capables de leur donner de la confiftance, de les adoucir, de les humecter ;
d'échauffer, de rafraîchir ; d'accélérer ou de retarder les progrès de leur *animalifation* ; enfin, d'opérer beaucoup d'autres phenomènes dans l'économie animale fuivant leur nature, les qualités qui
leur font effentiellement attachées, & la difpofition
des individus qui en font ufage.

IIᵉ ORDRE.
Des Plantes Altérantes.

Nous venons d'obferver que les plantes alimenteufes ne fe bornent pas dans leurs effets, à l'accrétion ou à la nutrition de nos corps ; mais qu'elles
peuvent de plus y occafionner quelques changemens différens fuivant la qualité du végétal qui les
fournit & la nature des fubftances nourriciéres qui
paffent dans l'économie animale.

Il y a beaucoup d'autres végétaux dont les principes font auffi capables de produire en nous des
changemens remarquables ; mais qui ne font nullement propres à la nutrition, & qui n'ont en outre
aucune action bien fenfible fur les organes excrétoires. Ces végétaux qui ne peuvent appartenir à
la famille des plantes alimenteufes, ni à celle des
évacuantes, ont été rangés par les Médecins dans
la claffe des remèdes *altérans*.

Nous n'adopterons point ici la divifion généralement reconnue, de ces végétaux en *altérans des*
folides, *altérans des fluides*, & *altérans des folides &*
des fluides à la fois. Il n'y a aucun remède qui en
changeant la nature de nos humeurs, n'agiffe en

même-temps d'une maniére plus ou moins sensible
sur nos organes ; & , *vice versâ* , nul reméde *altérant*
ne peut changer l'état des solides , sans changer en
même temps la disposition particuliere des humeurs.
La troisiéme division des remédes altérans des solides & des fluides en même-temps , doit donc
être rejettée ; & , suivant nous, on doit substituer
aux deux premiéres classes , celles de *relâchans* &
des *fortifians* ; & fonder les subdivisions de ces deux
classes sur la nature & les propriétés des différentes plantes qui les composent.

Mais comme il y a de plus un certain nombre de
végétaux qui agissent également dans nos corps
d'une maniére très-utile sans *nourrir* & sans *évacuer* , (telles sont les plantes *spécifiques*) ; nous
croyons que ces végétaux doivent tenir le premier rang parmi les plantes altérantes : & c'est
sous ce rapport que nous voulons ici les considérer. Je conviens que jusqu'à ce jour on n'a pas
jugé à propos de rapprocher les plantes spécifiques des plantes *altérantes* ; parce que , pour me
servir du langage des écoles , l'usage de ces derniéres est fondé sur la *raison* , & que *l'expérience seule
sans la raison* , suffit pour décider le praticien à employer *un spécifique* dans la maladie dans laquelle
ses vertus sont reconnues.

Mais en examinant avec attention cette longue
liste de remèdes spécifiques insérée dans les matiéres médicales , & auxquels on a donné le nom
d'ophtalmiques , *d'odontalgiques* , *de cordiaux* , *de
nervins* , *d'antihystériques* , *d'alexipharmaques* ,
d'anti-épileptiques , *d'antilysses* , *d'anti-scrophuleux* ,
d'anti-vénériens , *d'antidartreux* , *d'anti-cancéreux* ,
&c. &c. On s'apperçoit facilement , 1°. que chacun de ces remèdes guérit rarement la maladie pour
laquelle il a obtenu de la vogue : 2° que souvent

il est contraire au traitement de cette maladie :
3°. qu'il y a un très-grand nombre des remèdes
en ce genre, dont le principe médicamenteux est
connu, & dont le Praticien fait apprécier le mode
d'action. Il est donc nécessaire de corriger cette
liste aussi fatigante par son étendue, que nuisible
aux projets de l'art; de rappeller à leur case naturelle les remèdes dont les principes médicamenteux &
le mode d'action sont egalement déterminés : enfin,
d'éviter aux élèves en médecine, l'illusion qu'une
pareille nomenclature de prétendus spécifiques ne
manque jamais de leur occasionner.

Ainsi en retranchant prodigieusement cette longue série de plantes spécifiques; en désignant les
cas particuliers où elles peuvent être employées
sans aucun inconvénient & avec succès : en notant,
au moyen d'un astérisque, celles dont les vertus sont
constatées par une longue suite d'observations assez
constantes pour leur accorder irrévocablement ce
titre ; en indiquant les rapports de ces plantes
avec celles dont nous connoissons les principes &
les propriétés ; je réduirai ces spécifiques à trois
classes principales : la première comprendra celles
qui sont employées avec succès contre les maladies
internes : la seconde, celles qui sont le plus accréditées dans la cure des maladies externes : & dans
la dernière, on trouvera celles qui sont recommandées contre la morsure des animaux, ou la piquure
des insectes.

La seconde section qui renferme les plantes de
cet ordre a pour objet *les relâchans*. Les plantes qui
ont la propriété de relâcher, produisent cet effet à
raison de l'eau qu'elles contiennent plus ou moins
abondamment, & qui est unie à des substances mucilagineuses, &c., ou à raison d'un principe calmant qui leur est attaché. Ainsi, cette section a

pour objet les relâchans proprement dits & les narcotiques.

La troisiéme section comprend toutes les plantes qui ont la propriété de donner du ton aux différentes parties qu'elles touchent , ou auxquelles elles parviennent. Cette classe est partagée en trois autres , dont la premiére nous repréfente les plantes qui contiennent un principe aftringent : la feconde comprend les végétaux qui ont des principes âcres auxquels leurs vertus ftimulantes font attachées : on trouve dans la troisiéme toutes les plantes remarquables par leur amertume , foit que le principe amer foit fixe , comme on le voit dans la plupart des herbes inodores ; foit que leur amertume dépende de l'âcreté de l'efprit recteur , qu'on peut en retirer.

Quoique nous ne confidérions ici d'abord que les effets que les fubftances végétales peuvent produire fur les différentes parties folides de nos corps , cela ne nous empêche pas d'établir les fous-divifions des végétaux defquels on les retire , d'après la nature du principe médicamenteux qui prédomine dans chaque plante ; & qui , outre les effets qu'il produit fur nos organes , foit en les relâchant , foit en les fortifiant ; change en même temps nos humeurs , en les humectant , en les épaiffiffant , en les coagulant, en les diffolvant, en retardant ou en accélérant leur animalifation ; ainfi qu'on peut s'en convaincre par le mêlange de ces fubftances avec les fucs falivaires , la lymphe , la bile , la férofité , le fang , &c.

Quant aux plantes aftringentes , elles ont toutes la propriété de refferrer le tiffu de la fibre & des parties organiques ; toutes font plus ou moins capables de coaguler la partie lymphatique du fang ; toutes ont le pouvoir d'arrêter les progrès de la pourriture ou de la septicité des humeurs ; & c'est à leur principe astringent qu'elles sont redevables de leurs vertus.

Les plantes stimulantes sont remarquables par leur âcreté. Elles ont , à raison du principe âcre qui leur est inhérent , la propriété *de stimuler* la fibre , d'accélérer la vîtesse du sang , de provoquer différentes excrétions ; de rubéfier la peau, ou de la vessier, ou de l'excorier , &c.

Mais ce principe âcre n'est pas de la même nature dans tous les végétaux qui le comportent. Il est évidemment différent dans ses parties constitutives & dans ses effets. Dans plusieurs végétaux il est acide , & cet acide quoiqu'enveloppé ou masqué par la combinaison avec plusieurs substances de nature différente, a constamment la propriété de coaguler toutes les humeurs , & de s'opposer puissamment à leur putréfaction. C'est pour cela que j'ai rangé dans une case particulière les substances végétales épicées , les poivres , les scilles , les arum , &c.

Les autres végétaux qui sont capables de produire les mêmes effets sur nos organes , diffèrent de ceux-ci par la nature de leur principe âcre qui tient à celle des alkalis volatils. Les végétaux imprégnés de ce principe alkalin ont tous la propriété d'accélérer puissamment l'animalization de nos humeurs , d'en opérer la fonte , d'en occasionner ou d'en augmenter sensiblement la fétidité & la pourriture.

Les plantes de la troisième sous-division ont un principe amer pour base médicamenteuse ; & ce principe est combiné avec des parties extractives, ou extracto résineuses; des huiles âcres , des substances aromatiques, savonneuses, camphrées, balsamiques, &c. ; qui, outre la propriété qu'elles ont de fortifier, leur donnent encore d'autres vertus particuliéres, d'après lesquelles on doit les séparer pour en former des cases différentes.

La troisiéme section a rapport aux plantes qui agissent sur les organes excrétoires en provoquant ou en augmentant les différentes excrétions, telles que la salive, les crachats, le vomissement, les selles, les menstrues, les urines, la transpiration. En donnant la liste de ces plantes suivant l'ordre des excrétions qu'elles sont capables d'exciter, je n'ai rien ajouté à ce que l'on trouve à ce sujet dans les matiéres médicales.

Cependant j'ai cru devoir établir quelques sous-divisions particuliéres, afin de classer ces remèdes évacuans d'après la nature de leur principe médicamenteux, celle des substances auxquelles ce principe est allié, & les circonstances qui sont les plus favorables à l'emploi qu'on voudroit en faire. J'ai cru devoir en même-temps faire entrer en considé-ration les qualités de l'humeur qui doit être éva-cuée, le tempérament, l'âge, & les circonstances particuliéres qui peuvent aggraver le danger de la maladie dont le traitement nous est confié.

IVᵉ. ORDRE.

Des plantes Vénéneuses.

On doit ranger dans la classe des poisons toutes les substances capables de troubler ou d'intercepter l'ordre des fonctions des êtres qui respirent, en attaquant le principe de la vie d'une maniére plus ou moins préjudiciable & souvent meurtriére.

Les qualités délétéres des végétaux vénéneux sont attachées à leurs sucs, à leurs sels ou à leurs émanations.

Le mal que ces substances sont capables de pro-duire dans l'économie animale, est relatif à leur

quan-

quantité, sur-tout à leur nature, ainsi qu'à la composition physique de l'homme ou de l'animal qui en a été atteint.

Quoique la chymie ait répandu quelques lumières sur la nature de ces substances délétéres ; & que l'on sache que les principes vénéneux sont très-âcres dans les unes, narcotiques dans les autres, fétides & corrompus dans un certain nombre ; cependant on ne connoît pas encore bien les élémens & la composition de ces différentes substances.

Je divise en trois classes les végétaux qui contiennent ces mêmes substances. Je rapporte à la premiére, les plantes pernicieuses à chaque espèce d'animal. La seconde a pour objet les substances gâtées dans la plante pendant la végétation, ou altérées par la corruption des végétaux qui nous servent de nourriture. La troisiéme renferme les plantes qui dans leur état naturel sont meurtriéres ou préjudiciables à l'homme.

En rangeant dans la premiére classe les végétaux nuisibles aux différentes espèces d'animaux, je me suis écarté de la méthode que j'avois adoptée pour ranger les plantes d'après leurs principes & leurs propriétés ; puisque le principe délétére de chacun de ces végétaux, est de nature différente ; que son impression sur tel ou tel organe des divers animaux, n'est pas la même ; & que souvent telle plante ne portera aucun préjudice à un insecte ou à un animal, tandis qu'elle en fera périr un autre.

C'est pour cela qu'en traitant des végétaux de cette classe, je me suis borné, pour ainsi dire, à en donner la liste, en ajoutant des réflexions sur les propriétés médicinales de quelques-uns d'entr'eux.

Il n'en a pas été de même des substances alimenteuses altérées ou corrompues, & qu'on ne peut introduire impunément dans l'économie animale.

B

L'habitude continuelle que l'homme a d'en faire ufage, le rend fouvent trop peu circonfpect fur le choix qu'il doit en faire. Les maladies qui en réfultent, ont communément un caractère particulier; leurs fymptômes font fouvent extraordinaires & & très-graves; leur terminaifon eft difficile & périlleufe; leur traitement n'eft pas affez développé dans les livres de médecine. Ces différentes confidérations m'ont déterminé à ajouter un article à ce fujet dans cet ouvrage élémentaire.

Quant aux plantes qui font naturellement préjudiciables ou pernicieufes au genre humain; je les ai féparées en deux claffes, tant à raifon de la nature de leurs principes délétéres, que par rapport à l'analogie des fymptômes qu'elles peuvent occafionner.

En effet, les unes font plus ou moins âcres & fouvent cauftiques : elles produifent tout leur effet en irritant, en enflammant & quelquefois même en occafionnant la gangrêne & le fphacéle : tel eft entr'autres l'aconith...

Les vapeurs narcotiques des autres affectent le genre nerveux, troublent les fens, raréfient le fang, élèvent le poüls; augmentent les excrétions, notamment dans les premiers inftans de leur action; mais elles produifent enfin la ftupeur; elles jettent la machine dans un grand affaiffement, &c.

En indiquant les principaux moyens pour détruire les effets de l'impreffion de ces deux claffes de poifons, ou en énerver les principes délétéres, je n'ai pas omis les procédés qu'on peut employer pour féparer ces principes délétéres de la partie balfamique des plantes vénéneufes. J'ai en même-temps ajouté quelques réflexions fur les effets falutaires qu'on peut retirer de la ciguë, du pavot, de la mandragore, de la belladone & de plufieurs autres plantes de cette forte, lorfqu'on prépare cette partie balfamique avec adreffe, & qu'on la prefcrit avec toute la circonfpection & la retenue que chaque plante vireufe exige.

En développant les propriétés générales des différentes plantes ufuelles, j'en ai en même-temps fait fentir l'utilité dans le traitement des maladies chirurgicales ; & ce que j'en ai dit, en les citant fous les dénominations qui leur font propres, fuffit pour avoir une idée des *émolliens*, des *réfolutifs*, des *maturatifs*, des *déficcatifs*, des *vulnéraires*, des *déterfifs*, des *rubéfians*, des *fynapifans*, des *véficatoires*, & des *efcarotiques*.

Lorfque j'ai cherché à rapprocher ainfi les différentes plantes ufuelles relativement à la nature de leur principe utile ou médicamenteux, & aux effets qu'elles ont coutume de produire, j'ai voulu fixer à la fois, d'une manière claire & précife, les idées des élèves fur les rapports de ces végétaux, avec la fanté ou les maladies de l'homme & des animaux : j'ai défigné les circonftances générales ou particuliéres qui font plus ou moins favorables à l'emploi de la plante qui nous intéreffe ; je n'ai pas oublié de faire le détail des *contrindications* remarquables qui doivent nous détourner d'en faire ufage : enfin, j'ai tenté de rectifier, de fimplifier, d'abréger & de faciliter l'étude des plantes que tout homme devroit connoître pour fes propres befoins, pour fa fanté, pour fa fûreté particuliére.

Ezéchias fit autrefois brûler les livres de Botanique dont Salomon avoit été l'auteur, parce qu'ils contenoient beaucoup d'affertions fuperftitieufes dont on fe fervoit alors pour gouverner le peuple (1). Il feroit encore à défirer qu'on pafsât

_____

(1) *Au rapport de Favius, un particulier exorcifoit dans l'armée de Véfpafien, les perfonnes tourmentées par le démon, en attachant à leurs narines un anneau fous le fceau duquel étoit enfermée une herbe indiquée par Salomon.* C. Bauhin, *Bafil. Archiart. Epift. dedicat. ann.* 1620.

aujourd'hui en revue les productions des différens Naturalistes qui se sont livrés à l'étude de la Botanique depuis ce Prophète jusqu'à nous; qu'on fît un choix scrupuleux de tout ce qu'il y a d'utile dans leurs ouvrages; que de l'ensemble de ces extraits, on formât un corps de Botanique où l'on trouveroit à souhait tout ce que cette science peut nous offrir de principes lumineux, d'observations exactes & de découvertes importantes; & qu'on fît ensuite, à l'exemple du grand homme que je viens de citer, brûler tous les livres qui auroient subi ce genre d'épreuve.

Ainsi on parviendroit promptement à élaguer la masse des inutilités ou des erreurs dont la Botanique est infectée depuis si long-temps: on supprimeroit les différens noms & les caractères inexacts sous lesquels telle ou telle plante a été désignée par les auteurs : on éviteroit la confusion qui résulte de ces différens noms, au grand préjudice de l'art de guérir : on établiroit successivement les principes de la science des plantes usuelles sur des observations claires & concluantes : on ne négligeroit rien de ce qui peut nous conduire à la découverte de leurs autres propriétés que nous ignorons : on placeroit dans sa case naturelle, la plante salutaire que je vois aujourd'hui jouer quelquefois jusqu'à douze ou quinze rôles différens dans nos matiéres médicales : enfin on s'assureroit des progrès de la Botanique, en ne permettant à aucun auteur d'écrire en ce genre & de ne publier que ce que les Corps de médecine auroient jugé digne d'être associé à cette collection respectable dont ils devroient être seuls les arbitres & les dépositaires.

Puissent ces réflexions & le plan qui en est le résultat, inspirer plus de goût pour une étude aussi importante, aussi vaste, aussi séduisante qu'est la Botanique par elle-même !

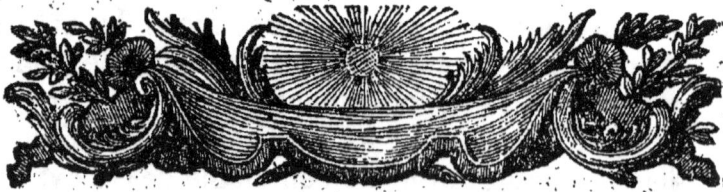

DES PLANTES USUELLES.

ORDRE I.er

Des Plantes alimenteuses.

OBSERVATIONS PRÉLIMINAIRES.

NOus avons donné le nom de plantes alimenteuses à celles qui renferment des substances propres à nourrir nos organes, ou à régénérer la masse des humeurs.

En faisant l'analyse des plantes alimenteuses, on trouve plusieurs substances d'une nature différente, qui ont chacune leurs propriétés, & dont l'usage est différent dans le méchanisme de la nutrition.

1.° *Le Gluten* dont on rencontre tous les caractéres dans la lymphe & dans le blanc d'œuf, nous semble spécialement destiné à la nourriture des nerfs, des tendons & des parties fibreuses, avec lesquels il a des rapports frappans, tels que la couleur, la saveur, l'insolubilité, la ductilité, l'alkalescence à laquelle il passe immédiatement, ainsi que les parties organiques, lorsqu'il est pur & qu'il vient à entrer en pourriture.

2.° La fécule a quelques rapports avec la substance glutineuse. Sa saveur est douce ; sa couleur est blanche ; elle ne se dissoud qu'imparfaitement dans l'eau ; ou plutôt elle ne s'y dissoud pas, à moins qu'elle ne soit unie à quelque autre substance qui ait cette propriété. Souvent elle paroît dans ce véhicule sous la forme d'une matière fibreuse ou flocconneuse ; & lorsqu'elle est réduite à l'homo-

généité, elle ne donne ainsi que le gluten, d'autre
tel à la diftilation que de l'alkali volatil.

Cette fubftance très-répandue dans le règne végétal, parvient avec le chile à la maffe du fang &
des humeurs : elle a la propriété de les adoucir &
de leur donner de la confiftance ; & s'il m'eft permis ici de placer quelques conjectures fur fon ufage
ultérieur dans le règne animal, je me porterois volontiers à croire qu'elle eft principalement employée à la formation & à l'accrétion des cartilages, des ongles, de la corne & de quelques autres parties des plus compactes & des plus brutes
des êtres organifés, ou des végétaux eux-mêmes,
à l'analyfe defquels on retrouve la majeure part
de fes principes conftitutifs.

Quoique cette fécule foit pure ou peu mêlangée dans plufieurs végétaux ; cependant, dans plufieurs autres, elle eft confondue avec des principes
âcres, &c. que nos organes ne peuvent fouffrir,
& qu'ils rejettent prefqu'auffitôt après qu'ils en
ont été touchés. C'eft pour ces derniers végétaux
qu'on a coutume d'employer les fecours de l'art,
afin de la réduire à cet état de pureté dans lequel elle devient fi utile à l'homme dans fa fanté
comme dans les maladies.

3°. La partie amilacée a quelques rapports avec
la fécule. Elle eft également blanche, fans faveur
remarquable, douce au toucher, &c. elle eft communément unie à une partie extractive, qui lui
donne une certaine ductilité. Elle eft infoluble dans
l'eau froide. L'eau bouillante la coagule. Elle paffe
immédiatement à la fermentation acide, lorfqu'elle
eft pure & qu'elle vient à fermenter. Les graines
de plufieurs végétaux en contiennent une certaine
quantité. Les enfans fur-tout recherchent cette efpèce de nourriture, qui a la propriété d'adoucir

la maffe des humeurs & de s'oppofer aux effets de l'altération du gluten ou de la partie extractive avec lefquels elle eft le plus fouvent combinée.

4°. Le corps muqueux fe rapproche de la partie amilacée par fa fragilité; par fa folubilité dans l'eau chaude; par la combuftibilité, qui lui eft propre lorfqu'il eft défféché; par la propriété qu'il a de paffer à la fermentation acide & de laiffer échapper des vapeurs d'un *doux aigre*, dès qu'il vient à tomber en pourriture. Les qualités particuliéres de cette fubftance généralement très-répandue dans le règne végétal, varient fuivant les différentes modifications qu'elle a naturellement, ainfi que je me propofe de le démontrer.

5°. Parmi les différentes fubftances alimenteufes, on doit diftinguer le corps fucré par fa faveur agréable, par fa grande folubilité dans l'eau, & par la fermentation fpiritueufe à laquelle il paffe immédiatement avant de devenir aigrelet ou acide.

Telles font les principales propriétés du fucre lorfqu'on le confidére, abftraction faite des fubftances extractives, muqueufes, &c. avec lefquelles il fe trouve le plus fouvent réuni dans les végétaux qui le contiennent, & dont on doit le dépouiller lorfqu'on veut nous le repréfenter dans toute fa pureté. Nous verrons dans la fuite que ces fubftances différentes qui fe trouvent combinées avec le corps fucré, lui donnent conftamment des modifications & des propriétés différentes.

6°. La partie extractive des végétaux fe trouve auffi le plus fouvent mêlangée avec les fubftances nourriciéres dont je viens de faire connoître les principaux caractéres. C'eft en faifant évaporer les diffolutions de ces diverfes fubftances dans l'eau, qu'on en peut retirer la partie extractive dont je viens de parler.

Cette partie plus ou moins collante & très-ductile est alliée avec un principe colorant qu'on peut en séparer en la faisant macérer dans l'esprit-de-vin qui s'en charge facilement.

Cette substance dont on ne connoît pas encore bien les principes ni la nature, nous semble propre à la nutrition du tissu cellulaire, des membranes & de quelques autres parties inorganiques analogues. Je présume encore que l'excrétion de la partie colorante qui l'accompagne dans l'économie animale, se fait spécialement par le bulbe des cheveux & des poils : que cette partie donne sa teinte au sang & à nos humeurs ; qu'elle sert principalement à colorer la peau des Nègres, & que lorsqu'elle est trop exaltée dans nos corps, elle donne lieu à l'atrabile & aux différens symptômes occasionnés par la présence & le développement de cette humeur.

7°. Les huiles sont les derniéres substances alimenteuses dont nous ayons à considérer la nature & les qualités. Ces substances sont aujourd'hui très-connues par la propriété qu'elles ont de s'unir aux sels & à d'autres substances végétales en formant des savons ; par leur insolubilité dans l'eau ; par la grande inflammabilité qui leur est propre, lorsqu'on les a defléchées ; parce qu'elles ne sont susceptibles ni de la fermentation spiritueuse, ni de la fermentation alkaline, lorsqu'on les a dépouillées du corps sucré ou de la fécule avec lesquelles elles sont souvent réunies : parce que lorsqu'elles sont pures, elles ne peuvent qu'aigrir ou donner des vapeurs d'un *doux aigre*, dès qu'elles entrent en pourriture.

Ce n'est pas ici le lieu d'entrer en détail sur la

nature des principes conftitutifs des fubftances hui-
leufes. Je me contenterai d'obferver que les huiles végétales, qui ne peuvent contribuer en aucune
maniére à la formation de nos organes, ou qui
ne pourroient tout au plus y jouer qu'un très-pe-
tit rôle , font cependant néceffaires dans l'é-
conomie animale pour maintenir la foupleffe des
folides ; lubréfier les cartilages & les os ; & notamment pour entretenir la chaleur des vifcéres
recouverts des membranes dans lefquelles la graiffe
dont elles fourniffent la matiére premiére , fe trouve dépofée.

SECTION Iere.

Des Plantes qui contiennent le Gluten.

Nous venons d'examiner les principes qui entrent dans la compofition du *Gluten* : les qualités
phyfiques de cette fubftance , fes rapports avec la
lymphe , le blanc-d'œuf , les parties organiques ;
& fon ufage dans la formation de ces parties ou
dans leur nutrition.

Ces propriétés générales du *Gluten* lui font ef-
fentielles ; mais il en a encore quelques autres qui
lui font particuliéres par rapport à la plante qui le
contient , telles que fes divers dégrés de confiftance & de ductilité ; & celles qui réfultent de fon
union avec la fécule , l'amidon , le corps muqueux,
la partie extractive , &c.

Ces différentes modifications ou combinaifons
du *Gluten* dans le règne végétal m'ont porté à divifer les plantes qui le contiennent , en plufieurs
paragraphes , dans lefquels il fera plus facile d'ap-
percevoir les différentes nuances de ce corps glutineux & fes propriétés particuliéres.

Nous divifons les plantes glutineufes en trois

cées : la première renferme les légumes glutineux ;
la seconde, les glutineux épicés ; la troisième, les
glutineux doux.

§. Ier.

Des Légumes glutineux.

La substance glutineuse de ces végétaux est très-
atténuée. Le moindre dégré de chaleur ou d'humidité la fait entrer promptement en putréfaction. En la soumettant à la distillation, on en ob-
obtient facilement une certaine quantité d'alkali
volatil.

Dans plusieurs de ces végétaux, les principes
nourriciers sont étendus dans une plus grande quantité d'eau qui favorise davantage leur décomposition. Tels sont entr'autres

Brassica selenisia. . Le Chou-pomme.
Capitata rubra. . . . Le Chou-pomme rouge.
Præcox. . . . . Le Chou-pomme précoce.
Sabauda. . . . . . Le Chou-de-milan.
Oleracea botritis. . . Le Chou-fleur.

Ces légumes donnent une nourriture légère,
adoucissante & qui convient sur-tout aux tempéramens délicats. Le chou-pomme rouge est recommandé dans les affections de la poitrine.

Les légumes qui suivent, ont leur gluten réuni à
une partie colorante & extractive. Ils perdent dans
l'ébullition beaucoup de la saveur fade & légérement amére qu'on trouve dans leurs feuilles vertes.
Tels sont

Brassica oleracea sabellica. . Le Chou-panaché.
Viridis. . . . . } Les Choux-verds.
Sempervirens. . . }
Siberica. . . . . . . Le Chou de Sibérie.

Ces légumes sont très-nourrissans. Ils communi-
quent leur saveur au lait dont ils passent pour aug-

menter la fécrétion. Ils tiennent le ventre libre, lorfqu'ils font moins cuits & qu'on en a pris une certaine quantité.

§. I I.

Des végétaux glutineux épicés.

La faveur particuliére de ces végétaux nous a portés à leur donner cette épithéte. L'alkali volatil y exifte en plus grande abondance que dans les *légumes glutineux*. Quelques chymiftes prétendent qu'il y eft développé. Il eft du moins certain que le moindre dégré de chaleur fuffit pour en dégager ce fel. Les principales plantes glutineufes épicées font :

Sifimbrium nafturtium aquaticum.	Le Creffon d'eau.
Lepidium fativum.	Les Creffons alénois.
Sativum crifpum.	
Raphanus fativus.	La Rave.
Raphaniftrum.	Le Radix.

Ces plantes épicées font échauffantes. La fubftance glutineufe qu'elles contiennent, eft unie à un prinicipe âcre qui les rend plus ou moins ftimulantes, & c'eft fous ce rapport qu'elles font capables d'animer la circulation, de provoquer les différentes excrétions, notamment celle des urines & les évacuations du fang. Un phénomène particulier à ces végétaux mêlés avec le fang, eft la diffolution remarquable de ce fluide. En opérant la fonte des fubftances lymphatiques, du fang & des humeurs, ces végétaux en provoquent évidemment la pourriture, ou l'accélérent. Cette diffolution eft quelquefois même fuivie d'hémorrhagie, lorfqu'on a continué trop long-temps l'ufage de ces végétaux.

Ces plantes conviennent particuliérement dans les infirmités de la vieilleffe ; aux tempéramens froids, pituiteux & cacochymes ; & généralement dans le traitement des affections humorales. Elles font préjudiciables aux conftitutions fanguines, nerveufes, bilieufes & atrabilieufes. Dans les matiéres médicales on trouve ces végétaux en tête des remèdes antifcorbutiques.

§. I I I.

Des Végétaux glutineux doux.

Le glutén qu'on retire de la farine de ces végétaux eft moins élaboré que dans les plantes que nous venons de citer; fa faveur eft douce; il eft combiné avec une très-grande quantité de fubftance amylacée. En paffant à la fermentation, il fe gonfle, & contraĉte un peu d'humidité. Il s'en dégage de l'alkali volatil, lorfqu'il eft en pourriture. Les graines des végétaux qui contiennent le gluten doux font celles du

Triticum æftivum. . . . . Le trémois.
    Polonicum. . . . Le Bled de Pologne.
    Turgidum. . . . . . Le Bled de muraille.
    Ariftatum. . . . ⎱ Les Fromens à épis
    Ariftatum majus. ⎰ barbus.
    Hybernum. . . . . . Le Froment d'hyver.
    Spelta. . . . . L'épautre.

La farine de ces différentes efpèces de fromens contient deux parties de fubftance amylacée contre une de *gluten* (*Haller*). Il y a moins d'amidon & plus de fubftance glutineufe dans le froment d'hyver, & fur-tout dans l'épautre.

La fubftance glutineufe qu'on retire de la racine de la viorne cotonneufe (*viburnum lantana*) eft unie à un principe âcre qui ne permet pas qu'on en faffe ufage. Celle de la feconde écorce des tilleuls eft douce & n'eft pas employée. Celle qu'on découvre dans les feuilles vertes de fcabieufe en les rompant, eft très-ductile, mais en très-pétite quantité, & prefque ignorée.

C'eſt avec la farine de froment qu'on prépare la ſémoule & le vermicel qu'on ajoute au lait ou aux bouillons gras pour les rendre plus nourriſſans. On en fait faire uſage aux perſonnes qui tombent dans le maraſme, ou à celles qui ſont épuiſées, à la ſuite des maladies aigues.

La partie fibreuſe du ſang ſe renouvelle au moyen du gluten : & c'eſt cette partie fibreuſe qui ſert à la nourriture des muſcles, des fibres, des nerſs & des parties organiques.

SECTION II.

Des Plantes qui contiennent la Fécule.

Nous avons fait connoître la nature & les principales propriétés de la fécule conſidérée comme aliment. Cette ſubſtance eſt abondante dans les racines ou les bulbes de pluſieurs végétaux. Nous les diviſerons en trois claſſes particuliéres : la prémiére renfermera les plantes *porracées* ; la ſeconde, les *orchis* ; la troiſiéme, celles qui contiennent la fécule dégagée du principe âcre & fade qui exiſte dans les autres plantes *féculenteuſes*.

§. I.

Des Porracées.

Cette claſſe particuliére eſt compoſée des légumes dont la ſaveur eſt fade & nauſeabonde ; dont les bulbes répandent la plupart, en les coupant, une vapeur piquante qui frappe vivement l'odorat & les yeux, juſqu'à provoquer les larmes. Tels ſont entr'autres

Allium Vineale. . . . L'ail des Vignes.
Sativum. . . . . . . L'ail cultivé.
Fiſſile. . . . . . . La Ciboule.
Aſcalonicum. . . . L'échalotte.
Schœnodopraſum. . La Civette.

Scorodoprasum.	La Rocambole.
Cæpa.	L'oignon.
Porrum.	Le Poireau.
Flavum.	L'ail jaune.
Thlaspi alliaceum.	Le Thlaspi à odeur d'ail.
Erysimum alliaria.	L'alliaire.
Peltaria alliacea.	La Pellette alliaire.
Sedum cæpœa.	L'orpin paniculé.

Le principe volatil uni à la fécule dans ces plantes est âcre. Il conserve son odeur & ses autres qualités, même en passant dans l'économie animale, ainsi qu'on l'observe dans le lait, la salive & la transpiration de ceux qui en ont mangé, sans les avoir fait cuire. C'est de ce principe âcre que les feuilles & les bulbes de ces végétaux tiennent leur vertu rubéfiante & révulsive lorsqu'elles sont vertes & qu'on les applique sur la peau.

L'ébullition leur fait perdre le principe fugitif dont je viens de parler. On peut en dépouiller totalement la fécule par une forte décoction. L'eau chargée de cette fécule donne une nourriture douce & légère. La même substance qui reste dans le corps de la plante appliquée sur les tumeurs érisypélateuses accélére la suppuration & est un puissant *maturatif.*

En général, les bulbes des plantes porracées conviennent aux estomacs froids & pituiteux. Ramazzini fait les plus grands éloges de ces plantes qu'il employa, ainsi que le vin, dans le traitement de l'Épidémie de 1690, qui fut occasionnée par une température humide & pluvieuse & qui étoit en même-temps accompagnée de *la rouille* des légumes, des grains & des fruits.

Le principe âcre des porracées est utile pour stimuler les organes, animer les excrétions & relever les forces. La fécule donne de la douceur & de la conſiſtance au ſang & au xhumeurs. Cette nourriture convient aux tempéramens froids, aux vieillards & aux valétudinaires : c'eſt pourquoi ces végétaux doivent ſervir de baſe au régime *analeptique*, dans les circonſtaces que je viens de déſigner.

§. I I.

Des Orchis.

Les bulbes des orchis & des plantes analogues qui ſont alimenteux, ont une fécule très-douce, très-légére, unie à un principe fétide dans les uns, ſuave dans quelques-uns ; vireux ou âcre dans les autres.

Les végétaux de cette claſſe ſont :

Orchis morio. . . .	
Latifolia. . . .	} . . . Les Orchis.
Maculata. . . .	
Odoratiſſima. . . .	
Ophris ovata.	La double feuille.
Satyrium hircinum. . .	Le Salep.
Camanioc.	La Caſſave.
Hyacinthus monſtroſus. . .	} Les Muſcaris.
Muſcari, &c.	
Ornithogalum pyrenaïcum.	
Spicatum. . .	} Les Belles de nuit.
Album. . . .	
Hyacinthus non ſcriptus.	
Orientalis. . .	} Les Hyacinthes.
Racemoſus. .	
Hæmanthus coccineus. . . .	La Tulipe du Cap.
Amaryllis lutæa.	
Criſpa. . . .	} Les Amarilles.
Sarnienſis, &c.	
Narciſſus Pſeudo-Narciſſus.	
Tazetta. . . .	} Les Jonquilles.
Jonquilla. . .	

Leucoüm æstivum. . . . . Le Perce-Neige à
Bouquet.
Galanthus nivalis. . . . . . La Perce-Neige.
Lilium candidum. . . . . . ⎱ Les Lys.
    — *Multiplex, &c.* ⎰
Fritillaria Imperialis. . . . L'impériale, &c.

Les bulbes de ces plantes & de la plupart des liliacées, ceux des aroïdes, des jonquilles, des scilles, &c.; les racines de la bryone, & de quelques autres végétaux contiennent aussi la fécule dont nous avons déterminé la nature & les propriétés.

On sait que la préparation des orchis se fait en tirant l'écorce de leurs bulbes; en les réduisant en poudre; en faisant laver deux fois cette poudre dans l'eau, & en la faisant ensuite évaporer. Au moyen de ces procédés, on retire une substance visqueuse qui a l'odeur du mélilot. (1)

Ces préparations sont très-utiles aux valétudinaires, ainsi qu'aux personnes foibles, délicates & languissantes; qui ont les humeurs âcres; qui sont menacées de la phtisie; qui éprouvent des affections spasmodiques ou convulsives des entrailles occasionnées par l'impression des poisons, de quelque substance caustique ou des levains délétéres; & qui ne peuvent supporter les autres sortes d'alimens. On leur a attribué une vertu *aphrodisiaque.*

Le camanioc, les hyacinthes, les tulipes, &c. donnent également une grande quantité de fécule unie à des principes vireux, ou âcres & fades, qu'on doit en séparer avant de les convertir en aliment.

On se sert rarement de la fécule de ces derniers végétaux sous ce rapport; excepté du manioc qu'on fait bouillir avec le lait & qu'on donne communément aux Négres pour leur tenir lieu de nourriture.

Les

(1) Voyez à ce sujet les Mém. de l'Acad. des Sciences.

Les bulbes ou les oignons de la plûpart de ces végétaux, qui ont subi l'ébullition, font employés avec succès avec le miel, ou avec la farine de fèves, &c. dans les emplâtres *maturatifs*, dans la composition desquels on les fait entrer.

§. III.

Des Plantes qui contiennent la fécule dégagée des principes âcres, vireux, &c.

Il est un certain nombre de végétaux dans lesquels la fécule est très-abondante, mais un peu visqueuse, naturellement douce, & dégagée de tout principe nuisible. Telle est celle qu'on retire du

Zagu.	Le Sagou.
Zea Mays.	Le Bled de Turquie.
Ignama Cona.	L'igname.
Solanum Tuberosum. . .	Les Pommes de Terre.

Dans le sagou, la fécule est unie à un peu de sucre. Cette substance est nourrissante & *analeptique*. Elle convient dans les affections de la poitrine, & pour réparer les forces épuisées par la longueur des maladies. Les malades préfèrent au sagou les préparations faites avec le riz.

La Farine du bled de turquie est composée d'une partie de fécule, d'une substance amilacée & d'un peu de sucre.

La pâte faite avec cette farine ne lève pas si facilement que celle de froment. Son pain, dont la couleur est jaune, est plus doux & plus pesant, en apparence, que celui du froment. D &. Enc. Quelques personnes prétendent que l'acide est développé dans sa partie amilacée (*Haller*).

Les pommes de terre contiennent beaucoup de fécule, d'amidon & de corps muqueux; on connoît aujourd'hui les préparations de l'amidon de santé.

C

Cette substance qui tombe un peu dans le discrédit, a été particuliérement vantée contre le marasme, la phtisie, &c. Elle peut être de quelque utilité non-seulement dans la nutrition, mais pour adoucir les humeurs âcres, & les substances corrosives introduites dans l'économie animale.

Le pain fait avec la pomme de terre est froid, compact, pesant & un peu visqueux. On corrige ces défauts en le préparant avec certaines autres farines.

SECTION III.

Des Plantes qui contiennent le Corps muqueux.

Nous avons déjà fait connoître les principales qualités du corps muqueux & nous avons observé que cette substance nourriciére n'a ni la ductilité du gluten, ni la viscosité de la partie extractive.

Le corps muqueux est souvent combiné avec le sucre & alors ce mélange peut passer à la fermentation spiritueuse & à l'acide, quelquefois même il est uni au sucre, au gluten & à la fécule; & dans ce cas, il peut éprouver la fermentation alkaline, après avoir essuyé les deux autres.

Cette substance est isolée dans le régne végétal, telle que nous la voyons dans les plantes desquelles on retire les gommes; où elle est amilacée; ou grossiére, comme dans les *farineux* proprement dits; où elle est douce & légére, ainsi qu'on l'observe dans plusieurs végétaux; où elle est douce & aqueuse; ou elle est acide; où elle est acerbe; où elle est aigrelette & sucrée.

Ces différentes modifications du *mucilage* dans le régne végétal, lui donnent des propriétés particuliéres, d'après lesquelles nous avons cru devoir ranger ces plantes en autant de cases, que ces modifications & ces propriétés nous paroissent différentes.

§. I.

Des Végétaux qui contiennent les Gommes.

On ne doit pas comprendre ici sous la dénomination de gommes, la gomme élastique, celles du prunier, du cérisier, de l'abricotier, &c. (1) dans lesquelles on trouve des substances résineuses, extractives, &c. mais on désigne sous le nom de gomme, une substance mucilagineuse, blanche, douce, soluble dans l'eau; qui donne peu d'acide dans sa distillation, ou dans sa fermentation, &c.

Les gommes les plus recherchées sont celles qu'on retire des gommiers du Sénégal, dont les noms suivent:

Acacia Vereck. . . . . Le Gommier blanc.

Gonaké. . . . Le grand Gommier. (2)

Tragacantha exotica flore parvo texis purpureis striato. . . . . . La Gomme adraganthe.

Astragalus Tragacantha. . La Gomme adraganthe de Marseille, ou Gomme tragacanthe, ou la Barbe de Renard.

Les feuilles de cette derniére plante mâchées donnent une saveur douce. Adanson, *Mémoire de l'Académie des Sciences*, ann. 1773.

Tous les acacias du Sénégal donnent la gomme généralement connue sous le nom de *gomme arabique*. Les Négres s'en servent dans le traitement des affections scorbutiques. *Adanson, ibid.*

Les dissolutions des gommes conviennent dans le traitement des affections des voies urinaires &

_____

(1) Ces derniéres ne sont employées que dans les Arts, & sur-tout dans celui de la Teinture.

(2) Voyez les mémoires de l'Académie des Sciences, ann. 1778.

dans toutes les maladies occasionnées par une crispation considérable de la fibre & la grande âcreté des humeurs, telles font la dysurie, la strangurie, le tenesme, certaines affections cutanées, la phtisie, le marasme.

Il y a encore beaucoup de substance gommeuse dans les graines des végétaux dépouillées de leur enveloppe, & notamment dans celles de *psyllium* & du lin commun. Les substances mucilagineuses contenues dans ces graines, ont toutes les qualités adoucissantes & relâchantes.

§ II.

Des Plantes qui contiennent la partie Amylacée.

La substance amylacée existe en grande quantité dans la farine des fromens, ainsi que nous l'avons fait observer à l'article des plantes glutineuses. Cette partie amilacée a beaucoup de rapport avec les gommes ; mais elle en diffère cependant, parce qu'elle est plus gluante, & qu'en outre, elle fournit plus d'acide lorsqu'on la distille ou qu'elle entre en fermentation.

Il y a très-peu de gluten uni à la substance amylacée dans les végétaux que nous allons décrire ; elle est unie le plus souvent à la fécule, ou à une partie extractive ou à un peu de sucre ; & c'est pour cela que les farines de ces végétaux donnent une pâte plus ou moins visqueuse, pesante, & qui fermente plus ou moins difficilement.

Les premiéres passent plus promptement à la fermentation ; telles font les farines des plantes qui suivent :

Polygonum fagopyrum. — ⎫ Les Sarrazins.
Fagop. tartaricum. ⎬
Convolvulus. . . . . Le Bled noir liseron.
Dumetorum. . . . . Le Bled noir des haies.

Avena elatior.	} Les Avoines.
Sativa.	
Milium paradoxum.	Le Mil.
Festuca fluitans.	La Fétuque d'eau.
Phalaris paradoxa.	} Les Phalarics.
Canariensis.	
Secale Cereale.	Le Seigle.

Les autres donnent une farine qui passe plus lentement à la fermentation, & la pâte qui en résulte, a une certaine viscosité.

Telles sont,

Hordeum vulgare.	
Hexastichum.	} Les Orges.
Dystichum.	
Panicum italicum.	} Les Panics.
Miliaceum.	
Triticum repens.	Le Chiendent.
Elimus caninus.	L'élime.

L'écorce des quatre premières plantes est *échauffante*, & communique cette qualité aux farines qu'on retire de leurs graines. Lorsqu'on les a dépouillées de cette écorce, leur farine est douce, légére, & très-nourrissante. Cette substance alimenteuse convient sur-tout aux personnes robustes & aux tempéramens bilieux.

Les préparations de la farine de mil, de fétuque, des phalarics & du seigle, donnent de la traîcheur aux entrailles & tiennent le ventre libre. Elles conviennent dans les cas de constipation habituelle, & d'hémorroïdes occasionnées par l'âcreté des humeurs.

L'écorce d'orge est amère. Cette qualité se conserve même dans le pain fait avec la farine de cette plante.

L'orge perlé ou dépouillé de cette écorce, donne une nourriture qui résiste long-temps à l'action

de nos organes. La ptifane d'orge ou de chiendent &
la decoction des panics font utiles dans les fièvres
aigues & putrides. C'eft avec ces feules fubftances végétales qu'on peut foutenir la grande diète
qu'Hypocrate recommandoit dans le traitement
des maladies aigues.

C'eft avec l'orge fermenté qu'on prépare la
biére. On augmente l'amertume de cette boiffon,
ou on lui donne de la faveur en la faifant avec le
houblon, la méliffe, la fclarée, &c. La biérre
eft nourriffante, ftomachique, & plus ou moins
légére, apéritive & fortifiante, fuivant la quantité d'orge & la nature de la plante qui entre dans
fa compofition.

Une livre de farine de bled contient neuf onces
de corps muqueux; l'orge en contient auffi beaucoup. Le pain d'orge eft pefant & vifqueux.

§. III.

Des mucilages farineux.

Nous avons féparé les végétaux qui contiennent
cette forte de mucilage, parce que la pâte qu'on
fait avec leur farine eft plus collante, plus groffiére,
& qu'elle fermente beaucoup plus lentement que
celle de l'orge, du feigle, du farrazin, &c.

Les uns font incraffans tels que

Convolvulus batatas.	La Batate.	Sa racine.
Fruits. } *Trapa natans*.	La Chataigne d'eau.	
Fagus Caftanea.	Le Chataigner.	
Sylvatica.	Le Hêtre.	

Les autres font dans la claffe des légumineux,
tels font les femences des

Cicer arietinum.	Le pois Chiche.
Lupinus Cœruleus.	}
Albus.	} Les Lupins.
Luteus.	}

Faba major.	} Les Fèves.
Nana.	
Phaseolus vulgaris, &c.	Les Haricots.
Pisum sativum.	
Umbellatum. . . .	} Les Pois.
Nanum.	
Ervum lens majus. . . .	} Les Lentilles.
Minus.	
Fœnum græcum.	Le Fénugrec.

Le pain fait avec la farine de ces incraffans eft très-groffier, difficile à digérer & flatulenteux. *Spiel-mann.* Il ne convient qu'aux tempéramens robuf-tes, qui font des exercices violens; & dans la fonte colliquative ou la diffolution du fang & des humeurs.

Les fubftances de cette forte font nuifibles aux perfonnes délicates, pituiteufes ou phlegmatiques.

Une livre de farine de pois contient la moitié de corps muqueux. Il y en a trois quarts fur celle des haricots. Les lentilles en contiennent moins.

La pâte de ces farines fermente plus difficilement que celles des plantes amylacées.

Les pois & les lentilles contiennent une certaine quantité de partie extractive, amére, & qui ré-pand une légére odeur dans la fermentation de leur farine. A raifon de ces deux derniéres qualités, la digeftion s'en fait plus facilement que des autres mucilages farineux.

Une livre de lentille contient un quart d'extrait muqueux brun & défagréable. Cette faveur s'affoi-blit beaucoup par la préparation de cette graine.

C'eft de la fécule qui exifte dans les pois, que fort l'alkali volatil ou urineux, que Lemery a re-marqué dans la fermentation de la farine de ces lé-gumes.

On emploie quelquefois la farine des fèves pour faire de la foupe.

Le pain fait avec la farine de ces végétaux est très-compact & pesant. La pâte de fèves ne lève pas ou très-difficilement. La farine des mêmes semences étant délayée dans de l'eau froide, donne une colle abondante dont on se sert pour les chasses. *Dict. Encyc.*

Les pois chiches & les lupins donnent une farine dont le mucilage est très-grossier & flatulenteux.

§. I V.

Des mucilages doux.

Il existe des mucilages beaucoup plus légers que ceux dont nous venons de parler, qui passent plus facilement dans l'économie animale; & qui outre la propriété qu'ils ont de régénérer la masse du sang & des humeurs, conviennent pour relâcher les parties éréthisées, ou corriger l'acrimonie des humeurs.

Les mucilages doux se trouvent dans les plantes qui suivent:

Agaricus deliciosus.	L'Agaric délicieux.
Campestris.	Le Champignon commun.
Cantharellus.	L'Agaric chanterelle.
Phallus esculentus.	La Morille.

ou dans les fruits des

Cucumis anguria.	L'Angouri.
Americana.	Le Giromon.
Cucurbita pepo longa.	
Latior.	Les Courges.
Minor.	

ou dans le calice des fleurs des

Cynara hortensis aculeata.	
Hortensis inermis.	Artichauts.
Violacea.	
Scolymus.	

ou enfin dans les racines des plantes ci-dessous ;

Brassica napus major. . . . } Les Navets.
Minor. . . . . . . }

Campanula persicæ folia. . . } Les Campanules
Rapunculus. . . . . . } & Réponses.
Rapunculus spicatus. . . }

Phyteuma spicata. . . . . . La Réponse en épi.

Bunium bulbocastanum. . . . } Les Terres-noix.
Bulbocastanum majus. . }

Cyperus esculentus. . . . . . Le Souchet nourricier.
Carlina acaulis. . . . . . La Carline sans tige.
Helianthus tuberosus. . . . Le Topinambous.

Scorsonera hispanica. . . . }
Augusti folia. . . . } Les Scorsonéres.
Laciniata. . . . . . }

Tragopogon porrifolium. . . }
Pratense. . . . . . }
Dalecampii. . . . . } Les Cercifix.
Picroides. . . . . &c. }

Les mucilages doux & humectans existent dans les plantes suivantes :

Lactuca perennis. . . . . }
Sativa capitata. . . }
Crispa. . . . . . } Les Laitues·
Sanguinea. . . . . }

Suncus oleraceus. . . . . . Le Laitron.
Campanula speculum. . . . . . Le Miroir de Venus. *Gilib.*
Spinacia oleracea. . . . . . L'Epinars.

Atriplex hortensis. . . . . }
Hortensis rubra. . . } Les Poulettes grasses.
Hort. ruberrima. . . }

Valeriana locusta. . . . . }
Locusta pumila. . . } L'herbe Royale &
Locusta serotina. . . } les Valérianelles.

Portulaca oleracea. . . . . } Les Pourpiers.
Oleracea sativa. . . }

Les deux premiéres espéces de champignons pas-
fent promptement à la pourriture, fur-tout lorfqu'ils ont cru dans un terroir humide. On les prépare pour les conferver.

On fait bouillir l'agaric chanterelle pour le dépouiller du principe âcre qui en altére le corps
muqueux.

On connoît l'ufage de la morille.

Les courges & l'angouri donnent une nourriture
douce & légére. Leur pulpe bouillie dans le lait
eft recommandée en cataplafme contre les dartres
farineufes, lorfque la peau s'enflamme & devient
éryfipelateufe. Les femences de ces végétaux font
très-adouciffantes.

Le mucilage des artichauts eft léger & paffe
promptement dans l'économie animale (1).
Cette fubftance eft adouciffante, & convient
particuliérement aux perfonnes délicates, dont
les humeurs font âcres, la peau eft féche,
&c.

La décoction des navets eft très-légére & adouciffante. On les emploie particuliérement dans les
affections de la poitrine occafionnées par la ré-
percuffion des levains dartreux, galleux, &c. ou
par l'acrimonie des humeurs.

Les racines des campanules ou des réponfes que
nous avons citées, contiennent toutes une grande
quantité de fubftance nourriciére, qu'on trouve
également dans la terre-noix, le fouchet nourricier & la carline fans tige.

La même fubftance exifte dans les topinambous,
les fcorfonéres & les cercifix. Ces différentes racines entrent la plupart dans la claffe de nos ali-

_____

(1) *Eorum quæ celeriter alunt, celeres funt excretiones.* Hipoc.

mens & font affez recherchées. Celles des fcorfo-
nères ont été particuliérement vantées dans la rougeole & les autres fiévres exanthématiques pour
favorifer l'éruption & augmenter la tranfpiration.
Elles y conviennent fpécialement pour nourrir,
corriger l'âcreté des humeurs, diminuer l'éréthifme,
& favorifer la dépuration.

Les laitues font rafraîchiffantes, & conviennent
aux tempéramens fecs, hypocondriaques & atrabilieux, dans leur fanté, comme dans leurs maladies.

Ethmuller & Baglivi recommandent particuliérement le fuc de laitron dans les fiévres mefentéri-
ques & malignes. Son fuc laiteux, ainfi que celui
des laitues, eft très-propre à modérer les fpafmes
& l'ardeur des entrailles dans les coliques occafionnées par une bile porracée ou très-exaltée.

Le mucilage des poulettes graffes, des pourpiers,
des épinars, eft froid, & donne des vents aux perfonnes dont les eftomacs font glaireux & pituiteux.

La femence des pourpiers eft parmi les quatre femences froides. Les Anciens la recommandent, ainfi
que la joubarde & les autres mucilages aqueux, dans
le traitement des fiévres ardentes & bilieufes. Les
feuilles des pourpiers contiennent un mucilage doux
& rafraîchiffant.

On trouve à-peu-près le même mucilage dans les
feuilles du farrazin que dans celles de l'épinars, &
on les prépare de la même maniére.

Les valérianelles donnent également un mucilage
doux, rafraîchiffant & qui convient particuliérement aux hypocondriaques, & dans l'engouement
des vifcéres produit par l'acrimonie de la bile.

§. V.

Des Mucilages acides.

Nous avons fait obferver que toutes les fubftan-

ces mucilagineuses ont la propriété de passer plutôt les unes que les autres à la fermentation acide,
& qu'il y en a dont l'acidité est beaucoup plus considérable que dans les mucilages gommeux, &c.

Il est une classe particuliére de végétaux dont le
mucilage n'a pas besoin de passer à la fermentation
pour être acide. Le sel qui leur donne cette saveur
se trouve formé dans le corps même de la plante,
ainsi qu'on l'observe dans

Salicornia annua. . . . . . . La Criste marine.

Rumex acetosa. . . . . ⎫
Scutatus. . . . . ⎬
Scutatus repens. . . ⎬ Les Oseilles.
Pratensis. . . . . . ⎬
Acetosella. . . . . ⎭

Auxis alba. . . . . ⎫ Les Alleluïa.
Lutæa. . . . . . . ⎭

ou dans les fleurs ou les fruits de quelques autres
plantes, telles que :

Tropæolum majus. . . . . ⎫
Minus. . . . . . . ⎬ Les Capucines.
Multiplex. . . . . ⎭

Berberis canadensis. . . . . ⎫
Vulgaris. . . . . . ⎬ Les Épines vinettes.
Nigra. . . . . . ⎭

Cedrela medica. . . . . . . Le Citronnier.
Limon. . . . . Le Limon.

Tous les acides végétaux ont la propriété de
resserrer la fibre, de fortifier les premiéres voies,
& de provoquer l'appétit. Ils agissent en outre sur
la masse des différentes humeurs lymphatiques qu'ils
coagulent plus ou moins, suivant qu'ils sont con-
centrés ou étendus dans l'eau. Ils arrêtent généralement la pourriture du sang & de toutes les substances animales. Ils modérent la soif ; ils diminuent
l'ardeur des entrailles ; ils augmentent l'excrétion

des urines; & conviennent aux tempéramens bilieux
& sanguins; dans les fiévres ardentes bilieuses;
dans la plupart des fiévres intermittentes; dans les
hémorrhagies & autres affections qui proviennent
de la septicité d'une bile exaltée.

§. V I.

Des Mucilages acerbes.

Dans plusieurs végétaux, l'acide uni au mucilage
est plus fixe & plus concentré. C'est cette qualité
qui donne à ces sortes de mucilages une saveur aus-
tère & ce dégré de stipticité que nous trouvons
dans les végétaux acides, quoique beaucoup supérieure à celle de ces derniers. Les mucilages acerbes
existent dans les plantes suivantes.

Geranium acetosum.	Le bec de Grue vinaigrier.
Peltatum.	Le bec de Grue bouclier.

ou dans les fruits des

Cydonia vulgaris.	Le Coignassier.
Mespilus germanica. *Germanica major.*	} Les Néfliers.
Rosa Eglanteria.	L'Eglantier.
Rubus Cæsius.	La Framboise bleue.
Prunus sylvestris.	Le Prunelier sauvage.
Coccoloba.	Le Raisinier.
Cornuus mas. *Sanguinea.*	} Les Cornouillers.
Crategus latifolia.	Lalisier.
Morus alba. *Nigra.*	} Les Mûriers.
Sorbus domestica.	Le Sorbier.
Punica granatum.	Le Grénadier.
Capparis aculeata, &c.	Les Capriers.
Vitis vinifera, &c.	Les Vignes.
Pyrus pyraster.	Le Poirier sauvage.
Malus Sylvestris.	Le pommier sauvage.

La faveur auſtére ou âpre que les fruits de ces arbres ou arbuſtes impriment ſur les organes du goût, décéle aſſez le dégré de ſtipticité qui eſt propre à chacun d'eux.

Cette ſtipticité eſt d'autant plus remarquable que les mêmes fruits ſont verds ; mais elle diminue à proportion du dégré de maturité auquel ils parviennent. Alors ils prennent la plupart une ſaveur douce & ſucrée, répandue dans toute leur ſubſtance pulpeuſe ; & ſont capables de fortifier en nourriſſant à la fois.

Les Becs de grue que nous avons cités, ſont peu recherchés. Il n'en eſt pas de même des fruits dont on vient de faire mention & qui produiſent de très-bons effets dans les kentéries bilieuſes, les diarrhées bilieuſes, les dyſſenteries & fièvres bilieuſes, après que les premiéres voies ont été ſuffiſamment évacuées. C'eſt ſur-tout avec le fruit du prunelier ſauvage, qu'on prépare les aux-de-vies les plus fortes.

§. VII.

Des plantes qui contiennent un mucilage aigrelet & ſucré.

Il exiſte certains végétaux dont les fruits ſont acides ou aigres avant leur maturité ; mais dont l'acide qui leur donne cette ſaveur, s'évapore en partie pendant leur maturation ; pour cela leur mucilage prend une ſaveur aigrelette & d'autant plus agréable que le corps ſucré réuni a ce mucilage ſe forme plus abondamment & vient à ſe développer.

Tels ſont entr'autres les fruits des

Syderoxylum ſpinoſum. . . . Le Bois de fer épineux.
Achras ſapota. . . . . Le Sapotiller.
Muſa paradiſiaca. . . . . . . le Bananier.

Ananas. . . . . L'Ananas.
Rubus idæus. . . . . La Framboise.
Vaccinium vitis idæa. . . . . L'Airelle ou Myrtille.
Ribes rubrum majus. . .
Minus. . . . .
Album. . . . . Les Groiseillers.
Uva Crispa. . . .
Grossularia. . . . .
Fragaria moschata. . . . . .
Sylvestris. . . . . Les Fraisiers.
Cedrela aurantium olyssiponense. . . L'orange du
Portugal.
Aurantium coronatum. La Bigarade.
Persica vulgaris. . &c. . . . Les Pêchers.
Prunus armeniaca. &c. . . . Les Abricotiers.
Insititia, &c. . . . . Les Pruniers greffés.
Cerasus. . . . . Les Cerisiers.
Pyrus pompeiana, &c. Le Pomier de Bonchré-
tien & les fruits fondans
Malus prasomila, &c. & sucrés.

Ces mucilages aigrelets & sucrés sont savonneux & diurétiques. Ils donnent en général une
nourriture agréable, légére & capable de déterger le tube alimentaire & de tenir le ventre libre
en précipitant les matiéres fécales & bilieuses qui
couvent dans les premières voies.

C'est avec la grappe de raisin distillée qu'on
peut obtenir des esprits, du rom & le tafia. Les
premiers donnent dix-huit degrés du péséliqueur; le
second, vingt-quatre; & le dernier, vingt-huit.
On a vanté le tafia contre la goutte. L'abus de cette
liqueur pourroit la provoquer. Ces liqueurs échauffantes & leurs préparations ne conviennent qu'aux
tempéramens froids & pituiteux.

§. VIII.

Des plantes qui contiennent un mucilage doux & sucré.

Souvent le corps sucré se trouve uni dans la plante avec un mucilage doux , ou avec des parties extractives ou avec la fécule. Tel est le mucilage qu'on a dans les fruits des plantes suivantes :

Ficus alba. . . . . }	
Rubra. . . . . }	Les Figues.
Pumila . . . . }	
Cordia mixa.	Les Sébestes.
Carica papaya, &c.	Les Papayers.
Ziziphus.	Les Jujubes.
Phœnix dactylifera.	Les Dattes.
Mezembrianthemum edule. . .	La Figue marine.
Cactus ficus indica.	La Figue des Indes.
Cactus tuna albicans. . . . . }	
Flavescens. . . . . . . }	Les Raquettes.
Media. . . . . }	
Cucurbita melo. . . . . . }	Les Melons.
Melo saccharinus , &c. }	

Dans les racines des

Heracleum sphondilium.	La Berce.
Althæa officinalis. . .	La Guimauve.
Sium Sigarum.	Le Chirou de la Chine.
Pastinaca oleracea. . .	Le Panais.
Daucus Carota. . . .	La Carotte.
Beta rubra, &c. . . .	Les Betteraves rouges.

dans l'écorce, ou la tige, ou les feuilles des

Betula alba.	Le Bouleau blanc.
Platanus Canadensis. .	Le plâne de Canada. (a)
Acer saccharinus. . . }	L'Erable sucré.
Canadensis. . . }	L'Erable du Canada.
Fucus saccharinus. . . .	Le Varec sucré. (b)

(a) *Dictionnaire Encycl.*
(b) *Act. Med. Haffn.*

Saccharum officinale. . . . . La Canne à sucre.

On connoît les procédés pour séparer le sucre des substances avec lesquelles il est uni dans les plantes que nous venons de citer. Le sucre est échauffant, incisif, & tonique. C'est une des substances nourricières dont la vertu antiseptique est la plus remarquable. Il convient particuliérement dans le traitement des fièvres exanthématiques & putrides, & notamment dans les affections catarrhales & pituiteuses.

Cette substance savonneuse & fondante entre dans la plupart des mets destinés aux tempéramens froids & pituiteux, dans les maladies desquels il a la propriété d'exciter les urines & les crachats.

Le sucre seul est contraire aux tempéramens sanguins, aux bilieux & aux atrabilieux. *Act. med. haffn.*

Mais comme il est le plus souvent combiné avec des substances mucilagineuses & très-douces, il fournit sous ce rapport une noûrriture légère, agréable & qui passe promptement dans l'économie animale.

Les figues, les sébestes, les jujubes, les dattes sont très-adoucissantes. Leur décoction dans l'eau ou dans le bouillon de veau est vantée par Massa, Langius, &c. dans les affections catarrhales & les toux férines des personnes froides & pituiteuses.

Les melons donnent une nourriture froide & savonneuse, qui convient particuliérement aux constitutions bilieuses & aux atrabilieux : le melon ràfraîchit les entrailles & tient le ventre libre.

Dans les Iles, on pele le fruit des raquettes pour le manger. On s'en sert encore pour composer des syrops.

Le mucilage de la racine de la berce est doux

D

& fucré. Mais pour l'avoir tel, il faut la dépouiller auparavant de fon écorce qui eſt aſſez âcre.

La pâte de guimauve eſt utile dans les toux férines & dans l'affection des inteſtins ou des voies urinaires qui dépendent de l'âcreté des humeurs. Pluſieurs malvacées contiennent un peu de ſucre uni à un mucilage doux.

Les racines du chiroüi, des panais, de la carotte & des betteraves ſont recherchées par rapport aux principes nourriciers doux & ſucrés qu'elles contiennent & qui ſont utiles ſous ce rapport dans le traitement des affections cutanées. On a vanté la carotte contre le cancer. Sa rapure ou ſon ſuc peuvent rafraîchir & adoucir; mais ce remède n'empêche pas le progrès des dartres rongeantes ou des cancers, ſans le concours de ceux qui ſont indiqués.

Il y a beaucoup de ſucre dans la ſeconde écorce du bouleau, des plânes du Canada & des deux érables que j'ai cités, ainſi que dans les feuilles du varec ſucré.

Mais on en retire beaucoup plus de la tige du roſeau ſucré ou de la canne à ſucre. Il y a encore du ſucre dans quelques autres gramens, & c'eſt lui qui leur donne leur propriété diurétique, comme nous le ferons voir dans la ſuite.

SECTION IVᵉ.

Des Plantes qui contiennent les huiles végétales.

Les huiles végétales ont une baſe acide unie au gaz inflammable auquel on doit attribuer leur combuſtilité. Ces huiles douces ont, en outre les qualités qu'on leur connoît, la propriété de nourrir à raiſon de la quantité de mucilage ou de fécule qu'elles contiennent & qui s'en ſéparent naturelle-

ment en se précipitant, lorsqu'elles sont quelque
tems en repos.

On retire communément les huiles des fruits
de plusieurs végétaux au moyen de différens procédés. Les chimistes les ont séparées en deux classes. La première comprend les huiles compactes ;
la seconde, celles qui sont liquides.

§. I.

Des Huiles compactes.

Ces huiles sont connues par le degré de consis-
tance qui leur est propre, & par une amertume
plus ou moins remarquable dans la plupart d'entr'elles. Telles sont celles des arbres suivans :

Cerasus coccos. . . . . Le Cocotier.
Arbor cacarifera. . . . . Le Cacaotier.
Amygdalus communis amara... L'amande amére.

Les huiles des fruits de ces arbres sont plus ou
moins stomachiques & fournissent une nourriture
légére, qui convient particuliérement aux personnes délicates, infirmes ou valétudinaires.

§. II.

Des Huiles liquides.

On retire par l'expression des fruits de plusieurs
plantes, arbustes ou arbres, des huiles auxquelles
on a donné le nom d'émulsives. La plupart de ces
huiles déposent une fécule blanche, légére & nourrissante.

Les végétaux dont on peut retirer les huiles
émulsives sont les suivans :

Corylus sylvestris. . . ⎫
Sativa. . . . . ⎬ Les Coudriers.
Avellana. . . . ⎭
Pinus sylvestris. . . . . Le Pin sauvage.
Sylvestris maritima. Le Pin de Genéve.

Amygdalus communis... L'amandier commun.
Piſtachia therebenthus... La Piſtache.
Maſarandiba... Le Cériſier du Bréſil.
Olea ſylveſtris... L'olive.
Linum uſitatiſſimum... Le Lin commun.

On pourroit encore extraire les huiles émulſives des noyaux ou des graines de beaucoup d'autres végétaux dépouillés de leur écorce. L'huile
d'amandes douces s'altére promptement. Celle d'o-
live peut être conſervée quelques temps avant de
rancir.

En général, ces huiles ſont préférables lorſqu'elles ſont fraîches. On les emploie avec ſuccès dans
les toux ſéches & convulſives, & lorſque les entrailles ſont agacées par la préſence d'humeurs
très-âcres, ou de ſubſtances cauſtiques. J'en ai particuliérement remarqué l'utilité dans les coliques
atrabilieuſes occaſionnées par la préſence d'une bile
porracée.

Le noyau du *Maſarandiba* eſt fort dur & renferme un ſuc laiteux dont les habitans du lieu où il
croît ſe ſervent en émulſion contre la toux, l'enroue-
ment & les autres maladies de la gorge. *J. D. Enc.*

ORDRE IIᵉ.

Des Plantes altérantes.

Les remèdes altérans ſont ceux qui changent la
diſpoſition de nos organes ou la nature de nos
humeurs, & qui ſont capables de détruire le principe de nos maladies ou les principaux effets de
ce principe, ſans produire aucune évacuation ſen-
ſible, ou ſervir en aucune maniére à la nutrition.
Nous avons diviſé ces remédes altérans en trois
claſſes principales; la première, comprend les ſpé-
cifiques; la ſeconde, les relâchans des ſolides; la
troiſiéme, les fortifians.

Quoique ces différens remédes altérans foient très-utiles dans le traitement de beaucoup de maladies aigues & chroniques; & qu'ils produisent leurs principaux effets en corrigeant les caufes immédiates de ces maladies, ou en combattant ces caufes dans leurs fymptômes ; cependant on ne doit pas pour cela fe perfuader que les différentes fubftances alimenteufes ne puiffent également contribuer à changer la difpofition des corps malades & ne méritent, à beaucoup d'égards près , la préférence fur les remédes altérans dans plufieurs circonftances. En effet il y a peu de fubftance alimenteufe qui, en paffant dans l'économie animale , ne produife en nous des effets remarquables, foit en adouciffant ou humectant la maffe des humeurs ; foit en rafraîchiffant ou en échauffant ; foit en relâchant les folides ou en les refferrant , &c. comme on l'a obfervé.

Un Médecin-fage préférera toujours les alimens aux remédes , dès qu'il jugera qu'il eft poffible de rétablir fon malade au moyen d'un régime convenable : Il ne fe déterminera jamais à propofer l'emploi des altérans , que lorfque le régime feul lui femblera infuffifant : il n'ajoutera même le fecours des évacuans , que lorfque les indications exigeront ces fortes de médicamens. Mais dans la combinaifon de ces trois grandes fources de fes moyens curatifs , il eft bien important pour le fuccès de fon traitement , que le régime & le choix des remédes altérans ou des évacuans foit calqué d'après la conftitution particuliére des malades, le caractére de leurs infirmités, & la marche de leurs maladies.

C'eft ainfi qu'en accordant des alimens convenables pour réparer la maffe des humeurs ou les améliorer , pour rapprocher les refforts de la machine de leur état naturel , & remettre toutes les chofes dans l'ordre , le Praticien n'en vient à l'ufage des autres moyens, que lorfqu'il s'apperçoit, par la lenteur du fuccès, de la néceffité d'un traitement plus combiné. Voyons maintenant quels avantages on peut retirer des différentes efpèces d'*altérans* dans le traitement des maladies.

CHAPITRE Ier.
Des Plantes fpécifiques.

On donne communément le nom de fpécifique à ces remèdes dont le principe médicamenteux eft inconnu ; & qui étant employé dans une maladie dont la caufe eft ignorée ou peu connue, guérit le malade fans opérer des changemens bien fenfibles dans la difpofition des folides ou des fluides, ou dans l'excrétion des différentes humeurs.

L'expérience feule, & due tantôt au hafard, tantôt à la témérité du malade, donne le plus fouvent lieu à la découverte d'un fpécifique. Ce remède étant une fois connu, il ne s'agit plus que de reconnoître la maladie qu'il a la propriété de guérir, de l'adminiftrer à temps, & d'en obferver les effets ; fans qu'il foit befoin d'en favoir d'avantage.

En parcourant les principaux ouvrages des Praticiens fur cet objet, on voit que dans ces derniers fiècles, les remèdes fpécifiques ont été recherchés avec beaucoup d'intérêt ; qu'on leur a donné plus ou moins de crédit ; & que l'enthoufiafme en a beaucoup trop étendu la lifte.

Je ne citerai pas ici les différens fpécifiques qui ont fucceffivement paru fur la fcène ; ni les motifs qui les ont fait adopter.

Je me contenterai d'obferver que fouvent on s'eft permis d'attribuer des cures fuprenantes à des herbes rarement ufitées, & qui n'avoient cependant d'autre mérite dans le traitement, que celui d'avoir paffé dans l'économie animale avec des remédes indiqués & des alimens convenables, à l'action combinée desquels le malade est uniquement redevable de son rétablissement.

Le Médecin doit donc être perpétuellement en garde contre les éloges outrés des spécifiques, afin de ne point oublier l'influence de la Nature ou de son Art dans le cours d'une maladie ; d'être circonspect dans l'administration des remédes de ce genre, & de pouvoir réprimer à propos les mouvemens impétueux des Empyriques.

En considérant en détail les différens spécifiques, on trouve une liste pompeuse de *fébrifuges*, d'*anti-écrouelleux*, d'*anti-cancereux*, d'*anti-psoriques*, d'*anti-vénériens*, d'*anti-pestilentiels*, de *lytontryptiques*, d'*anti-scorbutiques*, d'*anti-hydrophobes*, &c. Et cependant, dans la longue *kirielle* des médicamens de cette sorte placés par ordre avec un étalage aussi imposant, il n'y en a pas la quatriéme partie qui mérite le titre dont on a voulu les décorer.

En effet on connoît la nature des principes médicamenteux de la plupart de ces remédes ; on peut observer les effets qu'ils produisent sensiblement en nous ; & la raison peut nous déterminer à les employer dans les cas où l'expérience a constaté leurs propriétés.

D'ailleurs il y a beaucoup de remédes cités dans la classe des spécifiques, qui n'ont nullement la propriété de guérir les maladies contre lesquelles ils ont été recommandés ; ou qui ne conviennent que dans certaines circonstances.

D'après ces considérations nous devons nous porter à faire de grands retranchemens dans la liste des spécifiques. En les passant en revue les uns après les autres, nous devons nous attacher à découvrir autant qu'il est en nous le principe utile de ces remédes & leur mode d'action ; ainsi que

D 4

les rapports qu'ils peuvent avoir avec les autres remédes dont nous pouvons déterminer la valeur.

En fuivant cette méthode dans le cours de nos recherches, je diviferai les fpécifiques en trois claffes principales. Je rapporterai à la premiére les plantes fpécifiques les plus accréditées dans le traitement des maladies internes ; la feconde comprendra celles qui ont le plus de vogue dans le traitement des maladies externes ; la troifiéme fera compofée de celles qui produifent de bons effets dans la morfure des animaux. Je marquerai au moyen d'un aftérifque celles dont l'efficacité eft connue.

§. I.

Des plantes qu'on regarde comme fpécifiques dans le traitement des maladies internes.

Parmi les plantes fpécifiques qui font le plus recommandées dans le traitement des maladies internes, on peut citer

Contre les fievres intermittentes malignes,

* *Kina.* . . . . Le Kinkina.

C'eft le kinkina pithon qu'on préfére ; on le fait paffer avec une émulfion, lorfque les entrailles font trop agacées ; ou avec les jus de bourrache, de chicorée, &c. lorfqu'il y a trop de fécherefle & de chaleur du côtés des vifcères. Ce remède agit comme *tonique*, *antifeptique*, *&c.* & fouvent il tient le ventre libre. (*a*)

Contre le fcorbut de mer,

Cochlearia aremorica.. . Le grand *Cocléaria* ou le raifort fauvage.

Voyez les obfervations de Wierus, Mead, &c. fur l'utilité de cette plante contre le fcorbut. Les *cochlearias* font âcres & conviennent ainfi que les creffons, dans le fcorbut qui attaque les habi-

(Voyez la claffe des plantes améres & fébrifuges.

tans du Nord. Les acides & le régime rafraîchiffant font préférés dans les affections fcorbutiques
qu'on éprouve dans les contrées Méridionales.
Voyez les plantes glutineufes épicées.

Contre l'épilepfie,

Valeriana phu. . . . . . La grande Valériane.

Nous ne penfons pas que cette plante puiffe produire aucun effet dans les épilepfies qui proviennent d'un vice organique du cerveau, de fes membranes ou des parties voifines ; non plus que dans
celles qui font occafionnées par l'engorgement fan-
guin de ce vifcère, ou qui font fymptomatiques.
C'eft fpécialement en atténuant les humeurs qu'elle
produiroit de bons effets, lorfque les mouvemens
épileptiques font occafionnés par la préfence d'humeurs pituiteufes & féreufes fur les premiéres
voies, ou par un amas de levains qui réfultent des
mauvaifes digeftions.

Contre le calcul des voies urinaires,

Centaurea calcitrapa. . . . . La Chauffe trape.

Voyez la matiére médicale de Spielman à ce fujet. Je ne connois pas de moyen de diffoudre le
calcul, lorfqu'il eft liffe & compact. Il n'en eft
pas de même lorfqu'il eft rude & fabuleux. Sa bafe
eft alors faline & il eft foluble dans tous les menftrues aqueux. Vanfvieten obferve que les animaux
fe guériffent du calcul, au printems, dès qu'ils vi-
vent de l'herbe verte. Baglivi a guéri plufieurs
calculeux au moyen de l'eau feule. Plufieurs autres
Médecins ont reconnu l'efficacité des eaux acidu-
les dans les affections calculeufes de cette efpèce.

Contre l'ifchurie,

Paftinaca opoponax. . . . Le Panais *Ethumuller.*

Les carottes, & toutes les fubftances mucilagineufes & fucrées adouciffent les humeurs, & conviennent pour cela dans les affections des voies uri-

naires. C'eft le fuc de cette plante qu'Ethmuller recommande.

Contre les hémorrhagies,

* *Urtica urens.* . . . . L'ortie piquante.

Un phénomène particulier au fuc de cette plante eft la diffolution qu'il opère dans le fang & la plupart des fubftances lymphatiques, en s'oppo-fant en même temps à leur putréfaction; & ce-pendant il y a peu d'hémorrhagies qu'on ne puiffe faire ceffer ou guérir au moyen de ce remède.

§. II.

Des plantes qu'on regarde comme fpécifiques dans le trai-tement des maladies externes.

Les plantes les plus vantées dans le traitement des affections cutanées font les fuivantes :

Contre les tumeurs sèches & verruqueufes,

Sedum fempervivum tectorum. . La Joubarbe. *Ethm.*

Son mucilage eft rafraîchiffant & relâchant. Les Anciens font encore l'éloge de fon fuc dans le trai-tement des fièvres ardentes. Voyez l'article des mucilages doux & humectans, ainfi que celui des diurétiques froids.

Contre les dartres vives & invétérées,

Clematis pulfatilla. . . . La Coquelourde.

Ce remède eft très-âcre & échauffant. Nous pen-fons qu'il irrite les entrailles en y attirant les hu-meurs; cette révulfion fait difparoître la dartre au-dehors, fans attaquer la fource du mal. Voyez au furplus, l'article des plantes-âcres.

Solanum dulcamara. . . . . La douce amére.

Nigrum. . . . . . La Morelle.

Les journaux de médecine font mention de quel-ques cures opérées au moyen de l'extrait de la dou-ce amére dans le traitement des dartres. Cet ex-trait eft favonneux & calmant. Sa vertu ne peut s'étendre au-delà.

Le fuc de la morelle a à-peu-près les mêmes vertus. On l'applique fur les tumeurs cancéreufes, pour diminuer les douleurs occafionnées par la fuppuration ichoreufe. Ces deux remèdes doivent rentrer dans la claffe des fubftances narcotiques & calmantes.

Contre les dartres farineufes,

Lichen pulmonarius. . . . . La pulmonaire de chêne.

Ce lichen eft amer & aftringent. Celui d'Iflande a été recommandé dans les hémorragies de la poitrine. Il feroit bon d'obferver fi ce dernier remède n'eft pas préférable, lorfque l'hémoptifie eft occafionnée par le déport des humeurs dartreufes fur les organes de la refpiration.

Contre les hémorrhoïdes,

Ranunculus ficaria. . . . . L'hémorrhoïdale.

La racine de cette plante contient de la fécule & eft adouciffante : on l'applique fur les tumeurs hémorrhoïdales pour en calmer l'éréthifme & les douleurs. Voy. l'art. des plantes féculenteufes.

Contre les écrouelles,

Nux juglans. . . . . . . Le Noyer.

Afclepias vince-toxicum. Le Dompte-vénin. (a)

Les feuilles & l'écorce de noyer ont la même amertume que les fcrophulaires, dont il fera mention dans la fuite. Elles font cependant moins *nauféabondes*, & c'eft pour cela qu'on les préfére à l'intérieur aux plantes que je viens de citer. Le noyer doit entrer dans la claffe de ces végétaux, dont nous examinerons ailleurs les propriétés.

La racine de dompte-vénin excite des naufées & des vomiffemens. Sa vertu fpécifique contre les écrouelles eft chimérique. On la regardoit autre-

---

(a) *Mifcellan, Med., phyf. curios, Jerman, obf. LVII, pag.* 142.

fois comme un puissant *alexipharmaque*, capable de détruire le vénin pestilentiel. L'idée de tels remèdes est maintenant proscrite.

Contre le cancer,

Acanthus spinosus. . . . . . L'Acanthe épineux.

La superstition seule a fait ranger ce remède dans la classe de ceux qu'on a recommandés contre le cancer. Ses feuilles contiennent un mucilage doux & humectant. L'acanthe doit être rangé dans la classe des émolliens.

Il y a beaucoup d'autres végétaux auxquels on a attribué des vertus spécifiques dans le traitement des maladies externes, mais dont les propriétés sont encore plus équivoques que celles des plantes que je viens de citer.

§. I I I.

Des substances végétales qu'on regarde comme spécifiques contre la morsure des animaux.

Parmi les différentes substances dont l'expérience a prouvé l'efficacité dans les maladies qui résultent de la morsure des animaux, on doit compter :

1°. Contre la morsure de la Vipère,

L'eau de luce, dont l'alkali volatil est la base. Cette eau avec laquelle on traite la plaie, après l'avoir lavée lorsque le sang a cessé de couler, se prend intérieurement à la dose de quatre ou six gouttes dans un verre d'eau. Dans le cas où on ne pourroit se procurer ce remède, on pourroit, à l'exemple de M. de Jussieu, lui substituer le cresson de fontaine. Voyez les plantes glutineuses âcres, & les effets qu'elles sont capables de produire dans l'économie animale.

2°. Contre la morsure du Serpent Poléga,

* *Saikilo. . . . .* Le Saikilo.

* Voyez à ce sujet le Dict. Encyclopédique.

3°. Contre la morfure du Serpent à fonnettes,
* Poligala virginiana. . . Le Polygala de Virginie.

Cette plante eft amére, & a en outre la propriété de provoquer le vomiffement, les felles,
les urines, les crachats ou les fueurs, fuivant la dofe
à laquelle on l'emploie.

4°. Contre la morfure des animaux enragés,
Lichen caninus. . . . . . Le Lichen Canin.
Palmarius. Gilib.
Lepidium latifolium. . . . La Paffe rage.

La paffe rage entre dans la compofition de la
plupart des remèdes vantés contre la rage. La rue,
l'ail, la fleur de grande paquerette, &c. font ordinairement employés avec cette plante dont on
peut retirer une grande quantité d'alkali volatil,
ainfi que de la plupart des cruciféres auxquelles
celle-ci appartient.

Une lettre particuliére d'un Médecin d'Efpagne,
annonce que dans ce royaume on a employé avec
fuccès l'alkali volatil dans le traitement de la rage.
En Angleterre, ce remède allié aux antipafmodi-
ques a guéri une perfonne qui avoit eu quelques
accès de rage convulfive. (Voyez à ce fujet le
Journal de médecine). Il paroît que les calmans
font néceffaires dans le traitement de cette maladie, lorfque les mouvemens nerveux font trop
confidérables. On doit joindre à l'efficacité du mercure ou de l'alkali volatil, la faignée ou les calmans, fuivant l'état inflammatoire ou fpafmodique
des enragés.

CHAPITRE II.

Des Plantes qui ont la propriété de relâcher.

Plufieurs maladies aigues font fouvent occafionnées par une tenfion trop confidérable des folides.
Telles font, en général, les affections nerveufes,

Souvent même cette tension n'est que le résultat de l'impression des levains différens ou de l'âcreté des humeurs, ou de quelque substance caustique.

Quelquefois cet état spasmodique est accompagné de malaise & de douleurs plus ou moins vives. Dans le premier cas, les mucilagineux qui contiennent une certaine quantité d'eau, sont nécessaires pour humecter la fibre trop sèche, diminuer l'éréthisme des parties, & rétablir l'ordre dans la circulation du sang & des humeurs.

Dans la seconde hypothèse, les végétaux mucilagineux qui contiennent en outre un leger principe calmant, doivent être préférés. Nous désignerons les premiers sous le nom d'émolliens; & les seconds, sous celui de relâchans parégoriques.

§. I.

Des Plantes émollientes.

Les mucilages humectans des végétaux de cette classe ont à la fois la propriété d'adoucir les humeurs & de relâcher les solides. Les uns sont recommandés à l'intérieur; tels sont les graines des

Psyllium cynops. . . } Les Herbes aux puces.
    Indicum. . . . }

Vitex agnus castus. . . Le Vitet verticillé.
les racines des

Malva rotundifolia. . }
    Sylvestris. . . } Les Mauves.
    Crispa. &c. . . }

Nymphæa lutea. . } Les Nénufars.
    Alba. . . . . }

Ces différens mucilages sont très-adoucissans, & conviennent dans toutes les inflammations internes, dans les affections des voies urinaires occasionnées par l'âcreté des humeurs; dans le tenesme & les affections spasmodiques des entrailles.

On peut encore employer à l'extérieur, en cataplasme, les feuilles de mauves, ainsi que celles des plantes suivantes :

Acanthus mollis.	}	Les Acanthes.
Mitior. . . .		
Viola alba.		
Canina . . .	}	Les Violettes.
Montana. . . .		
Hortenfis. . .		
Sium latifolium. . .	}	Les Berces.
Nodiflorum. .		

Anthoxanthum odoratum. La Flouve odorante.
Melilotus officinalis. . . . Le Mélilot des Boutiques.

On applique ces plantes bouillies dans de l'eau ou du lait, sur les tumeurs érysipélateuses, les bubons, les furoncles ; sur les ulcères dont les bords sont très-vifs & enflammés, pour en diminuer la chaleur, l'érétisme & l'inflammation.

L'écorce du vitet est âcre & amère. Son seul fruit est adoucissant & employé avec succès contre l'éréthisme des organes excrétoires de l'urine. Gilibert en recommande la poudre à la dose d'un demi-gros sur un verre d'eau.

On donne la racine de nénufar à la dose d'un gros sur une pinte d'eau. Il n'y a nul inconvénient de l'employer à plus forte dose.

La flouve a l'odeur du mélilot. Les cataplasmes faits avec ces plantes & l'emplâtre de mélilot sont adoucissans & résolutifs.

§. II.

Des Relâchans parégoriques.

Un mucilage doux uni à un léger principe narcotique, existe dans les plantes qui suivent. Les premiéres font communément employées en cataplaſme, tels ſont :

Verbaſcum thapſus.
Bœrrhavii. . . } Les Molaines.
Lychnitis. . .
Nigrum. . . . .

Verbena officinalis.. La Verveine des boutiques.

Les cataplaſmes de molaine ſont contraires dans toutes les maladies inflammatoires.

On a ſur-tout vanté ceux qui ſont faits avec les feuilles de la verveine contre les douleurs périodiques & ſcorbutiques de la tête. (Voyez Konig, Ethmuller, &c.)

Les ſecondes ſont recommandées à l'intérieur, telles ſont les infuſions des fleurs des

Papaver rheas. . .
Erraticum. . . } Les Coquelicots.
Dubium. . . .

Pœonia mas. . . . } Les Pivoines.
Fœmina. . . . .

Bignonia catalpa. . } Les Jaſmins de Virgi-
Radicans. &c. nie.

Les fleurs des molaines, des bourraches, des coquelicots, &c. entrent dans les mélanges qu'on tient dans les boutiques ſous le nom de fleurs pectorales. L'infuſion de ces fleurs eſt utile dans les toux ſéches, & dans les affections des canaux excrétoires dans leſquelles il y a trop d'irritation.

Quelques Médecins penſent qu'il exiſte un principe narcotique dans les fleurs des bugloſes, des cynogloſſes & des bourraches. Je crois que ce n'eſt qu'en adouciſſant les humeurs âcres ou exaltées qu'elles font ceſſer la toux & l'agacement des parties *éréthiſées*.

Le principe vireux des pivoines ſe perd dans la préparation ordinaire de ces plantes. Leur vertu dans le traitement de l'épilepſie & des affections ſpaſmodiques, eſt très-équivoque. On

On doit avoir la même opinion des fleurs du jasmin de Virginie, concernant leur vertu calmante.

CHAPITRE III.

Des plantes qui ont la propriété de fortifier.

On ne doit chercher à augmenter la force de nos organes, que lorfqu'elle eft réduite au-deffous de fon taux naturel ; foit que cela provienne d'un état valétudinaire ; foit que la foibleffe de ces organes foit le réfultat de quelque maladie violente, d'évacuations exceffives, de la décrepitude.

Lorfque l'affaiffement général de la machine ou la foibleffe d'une partie, font les effets d'une furcharge fanguine ou humorale, les forces reviennent après l'évacuation de l'humeur en furcharge.

La foibleffe qui furvient à la fuite d'un violent exercice, d'une vive fecouffe, d'un effort confidérable, d'un long fpafme ou d'une convulfion violente, fe diffipe au moyen du repos, du fommeil & d'un régime convenable.

Dans les autres circonftances, le dépériffement des forces générales ou particuliéres entraîne la chûte des refforts de nos organes & provoque l'ufage des fortifians.

Il n'exifte prefque aucun végétal doué de la propriété de fortifier, dans lequel on ne remarque une amertume plus ou moins fenfible. C'eft à la préfence de ce principe amer, inhérent dans le nombre prodigieux des végétaux de cette grande claffe, qu'on doit leur attribuer leurs vertus toniques.

Mais comme ce principe amer eft différemment modifié ou combiné dans le règne végétal à raifon des fubftances extractives, ftyptiques, aromatiques, ou falines auxquelles il fe trouve allié ; il en réfulte qu'on doit féparer les végétaux de cette claffe en autant de fections particuliéres, que les com-

E

binaifons & les propriétés de ce principe médicamenteux font différentes.

Ainfi nous pouvons divifer les plantes fortifian-
tes en quatre claffes principales qui comprennent
les améres, les aftringentes, les aromatiques & les
ftimulantes.

SECTION Iʳᵉ.

Des plantes améres.

La faveur des végétaux de cette fection nous détermine particuliérement à les rappocher ici les uns
des autres. Cependant, le principe amer qui leur
donne cette faveur eft attaché, dans quelques uns,
à des fubftances extractives; dans les autres, l'a-
mertume eft plus forte & cette qualité laiffe des
impreffions plus vives & plus durables fur nos
organes ; enfin on en diftingue plufieurs par leur
odeur forte & par leur faveur amére & naufea-
bonde.

§. I.

Des plantes dont le principe amer eft inhérent à une fubftance extractive.

Les plantes de ce paragraphe contiennent des
parties très-folubles dans la maffe de nos humeurs,
& qui ont la propriété de fortifier & d'augmenter
en même-temps d'une maniére plus ou moins
fenfible la chaleur des entrailles. Ces plantes font
ftomachiques & la plupart vermifuges ou fébrifuges. Les plus remarquables des ftomachiques font:

Agrimonia eupatoria alba.
  Eupatoria repens.
  Odorata. . . . . } Les Aigrémoines.
  Agrimonoïdes. .
Sanguiforba officinalis. .
  Maxima. . . . . } Les Pimprenelles.
  Canadenfis, &c.

Rumex aquaticus. . . . . } Les Doches.
    Alpinus. . . . . }

Comarum palustre. . . . La Potentille rouge

Hieracium murorum. . . L'éperviére des murs.

Hyoseris radiata . . . }
    Scabra. . . . . } Les Hyoséres.
    Cichorioides. . . }

Cardamine amara. . . La Cardamine amére. *Gilib.*

Iberis amara. . . . Le Thlaspy amer.

Leontodum taraxacum. . }
    Autumnale. . . } Les Pissenlits.
    Latifolium. . . . }

Cicorium intybus. . . . }
    Endivia latifolia. } Les Chicorées.
    Endivia crispa. . }

Ces végétaux ont été rangés dans la classe des remédes hépatiques & des apéritifs. Il y a peu de différence entre leurs propriétés & celles des plantes qui suivent :

Chrysocoma lynosiris. La Chysocome à feuille de lin.

Fumaria officinalis. . . }
    Sempervirens. . . } Les Fumeterres.
    Spicata. . . . . }

Amygdalus amara. . . . L'amande amére.

Les décoctions, les infusions ou le suc dépuré de ces végétaux sont employés avec succès, toutes les fois qu'il s'agit de diviser les sucs digestifs, de déterger le tube alimentaire, de donner du ton aux organes de la digestion, & de désobstruer le systême glanduleux.

Les plus remarquables des plantes vermifuges sont :

Galega officinalis alba. Le Galéga des boutiques.

Chenopodium anthelminticum. La poudre à Vers.

Polypodium filix mas. La Fougère mâle.

Pteris aquilina. . . . . La Fougère fémelle.

Spigelia anthelmia.	La Spigèle du Bréfi'.
Marillandica.	La Spigèle du Marilland.
Gœffrœa furinamenfis.	La Géoffroy de Surinam.
Tanacetum vulgare.	} Les Tanéfies.
Vulgare crifpum.	
Baccharis yvœ-folia.	La garderobe.
Artemifia abfinthium.	L'Abfinthe.
Pontica.	L'Abfinthe afiatique.
Maritima.	L'Abfinthe de mer.

Les poudres de ces végétaux ont la propriété de faire périr les vers ronds. On a vanté la fougére mâle contre le ver folitaire. Cette vertu peut être révoquée en doute. L'infufion ou le fuc de la tané-fie & des abfinthes font préférés lorfqu'il eft en même-temps néceffaire de provoquer l'excrétion des règles.

Les plantes fébrifuges les plus accréditées font :

1º. {	*Centaurea major.*	La grande Centaurée.
	Teucrium chamedrys.	La Germandrée.
	Chlora perfoliata.	La Chlore perfoliée.
	Gentiana minor.	La petite Gentiane.
	Lutea.	La grande Gentiane.
	Centaurium.	La petite Centaurée.
	Amarella.	La Centaurée d'automne.

2º. {	*Simarouba.*	Le Simarouba.
	Tamarix gallica.	} Les Tamarifcs.
	Germanica.	
	Fraxinus excelfior.	Le Frefne commun.
	Salix pentandra, &c.	Les Saules.
	Efculus hypocaftanum.	Le Maronnier d'Inde.
	Cortex peruvianus.	L'Ecorce du Pérou.

Les déoctions & les extraits des premiéres de ces plantes font très-utiles à la fuite des fiévres intermittentes quotidiennes, & de celles qui font prolongées par la froidure de l'eftomac, & l'inertie de la bile.

L'écorce amére & fébrifuge de la plupart des
autres contient une partie extractive unie à un léger principe aftringent & terreux. Il eft, en général, bien important de n'employer les fébrifuges,
que lorfqu'il n'exifte pas de faburre dans les vifcéres ; que le foyer de la fiévre eft épuifé, ou que
les obftructions qui l'entretiennent ont été dé-
truites.

Les fébrifuges aftringens font fur-tout redouta-
bles pour les fiévreux qui ont de la difpofition à la
bouffiffure & à l'hydropifie.

§. II.

Des Plantes améres & fétides.

Il exifte une autre claffe de plantes améres &
qu'on doit féparer des précédentes, pour leur odeur
forte & la faveur, fade & nauféabonde qu'on obferve dans la plupart d'entr'elles.

Les plus remarquables de ces plantes font les fuivantes :

Satyrium hircinum.	Le Satyrion bouquin.
Orchis Coryophora.	L'Orchis punais.
Hypericum hircinum.	Le Mille pertuis fétide.
Anthirrinum fpurium.	La Velvote.
Apium Graveolens.	L'Ache des marais.
Galeopfis Galeobdolon.	L'Ortie morte à fleur jaune.
Stachis fylvatica.	L'Ortie morte des bois.
Anagyris fetida.	L'Anagyre puante.
Hyoferis fetida.	La Crepide fétide.
Erigeron graveolens.	La Vergerette fétide.
Anthemis cotula.	La Maroute.
Tagetes patula. Erecta.	} Les Œillets d'Inde.
Gnaphalium fetidiffimum.	La Perliére fétide.
Digitatis purpurea. Lutea.	} Les Digitales.

E 3

Scrophularia nodosa.
Aquatica. . . . } **Les Scrophulaires.**
Scorodonia, &c.

Xanthium strumarium. La Lampourde.

Ces plantes *résolutives* sont employées avec succès en cataplasmes, sur toutes les tumeurs froides qui dépendent de l'engouement du tissu cellulaire chez les tempéramens cacochymes & pituiteux. Les mêmes cataplasmes sont spécialement vantés contre toutes les glandes écrouelleuses, indolentes & froides. Ils donnent du ton à la peau ; ils augmentent la circulation & la chaleur des parties affectées. L'ypécacuanha & les vomitifs produisent en même-temps de bons effets dans le traitement des mêmes tumeurs. Mais ces topiques n'ont pas le même succès & sont souvent nuisibles lorsque les tumeurs sont accompagnées de chaleur, de douleur, de tension, &c. & que les tempéramens sont secs ou atrabilieux.

On a recommandé l'usage interne des poudres des digitales & des scrophulaires à petite dose pour atténuer les humeurs. Ces remèdes désagréables qui font vomir à la dose de 3 ou 4 grains, ont tombé en discrédit, sous quelque rapport qu'on veuille les considérer : les Praticiens se bornent aujourd'hui à l'usage extérieur de ces plantes dans les circonstances que je viens d'indiquer.

SECTION IIᵉ.

Des Plantes astringentes.

Les végétaux de cette section sont remarquables par le principe astringent qu'elles contiennent, & duquel elles tiennent la propriété de resserrer la fibre, de lui donner plus de ton, de diminuer le diamètre des vaisseaux sanguins & des canaux excrétoires.

La plupart de ces végétaux précipitent la dissolution du vitriol martial, rougissent la teinture de tournesol & coagulent le lait & les parties lymphatiques du sang & des humeurs, en s'opposant plus ou moins à leur putréfaction. On les emploie à l'intérieur ou à l'extérieur, suivant les circonstances dans lesquelles leur principe médicamenteux est indiqué.

§. I.

Des Plantes astringentes indiquées dans le traitement des maladies internes.

Ces plantes agissent généralement sur toutes les parties du corps, telles sont entr'autres :

Bistorta major.	} Les Bistortes.
Minor.	
Asperula arvensis.	L'Asérule des champs.
Valantia apparine.	Le Gratteron.
Gallium apparine.	} Les Caillelaits.
Verum.	
Mollugo.	
Centaurea jacea.	La Jacée.

Les plantes qui suivent, ont le même principe astringent, & cependant les Praticiens semblent en préférer quelques-unes d'entr'elles dans certaines affections internes. On recommande particuliérement,

Contre les hémorrhagies du nez,

Thalictrum flavum.	Le Pigamon jaune, ou la rue des Prés. *Gilib.*

Contre les hémorrhagies de la gorge & des poumons,

Statice angustifolia, &c.	Les Staticé.
Brunella vulgaris.	} Les Brunelles.
Angustifolia.	
Lichen islandicus.	Le Lichen d'Islande.
Symphytum officinale.	} Les Consoudes.
Tuberosum.	

Contre l'écoulement trop abondant du lait,

Circæa. . . . . L'Herbe à la forciere. *Ethm.*

Arundo donax. . . Le Roseau des jardins. *Gilib.*

Contre les vomiffemens fanguinoleus & les diarrhées,

Les fruits: { Rosa eglanteria. . . . . L'Eglantier.
{ Viburnum opulus fterilis. . L'Aubier.
{ Iris palustris lutæa. . . . . L'Iris des Marais (1).

Contre les dyffenteries,

Equifetum arvenfe. . . . }
Palustre, &c. . . . } Les Prefles.

Lythrum falicaria. . . . }
Angustifolia. . . . . } Les Salicaires.

Potentilla reptans. . . . }
Quinquefolium. . . . } Les quintefeuilles.

Tormentilla minor. . . . . La Tormentille.

Myrthus communis romana. }
Communis mucronata, &c. } Les Myrthes.

Contre la faine des voies urinaires,

Arbutus unedo feù uvà urfi. L'Arbousier.

Solidago virga aurea. . . . }
Flexicaulis. . . . . } Les verges d'Or.

Ces derniers végétaux doivent plutôt être confidérés comme déterfifs.

Contre les gonorrhées,

Asplenium ceterach. . . . Le Cétérac.

Plantago lanceolata. . . . }
Major. . . . . . } Les Plantins.
Maxima, &c. . . . }

Spina acacia Diofcoridis }
feu acacia fœmina, } Le Gommier rou-
P. Alpin. . . . . } ge de M. Adanfon,
ou le Nébned des
Sauvages (2).

(1) Langius donne le nom de Nectar aftringent au fuc de
cette plante, auquel il mêle du fucre & qui eft utile contre les
vomiffemens de fang, la dyffenterie & le dévoiement.

(2) Le gommier rouge croît au Sénégal & en Arabie. Il

Contre les fleurs blanches ;

Lamium album. . . .	L'Ortie blanche.
Syderitis hispanica. . .	
Hirsuta. . .	} Les Crapaudines.
Montana. . . .	
Horminum pyrenaicum.	L'ormin des Pyrenées.
Lycopus europæus. . .	} Les pieds de Loup ou
Virginicus. .	} Marubes d'eau.
Vinca minor.	} Les Pervenches.
Major . . . &c.	
Lichen barbatus. . . .	Le Lichen barbu. *Gilib.*
Macis.	Le Macis.

Nous venons d'indiquer les aftringens que les Praticiens regardent les plus utiles dans le traitement des maladies internes. Mais avant d'employer ces remédes, il eſt bon de détruire le foyer de ces différentes maladies ; de corriger la maſſe des humeurs, lorſqu'elles ſont altérées, d'enlever la faburre des premiéres voies, lorſqu'elle a lieu ; de déſobſtruer les viſcéres, &c. ſuivant les indications qui ſe rencontrent.

Sans ces précautions que la prudence exige le plus ſouvent, ces aſtringens ne manquéroient pas d'arrêter les différentes excrétions qu'on veut modérer ou réprimer. Ces remédes fixeroient les humeurs viciées ſur les parties les plus foibles ; ils ne tarderoient pas à provoquer des ſymptômes plus graves, des congeſtions humorales & des épanchemens de nature différente, ſuivant celle de l'humeur dont l'excrétion feroit diminuée ou ſup-

---

transſude à travers ſon écorce, une gomme rougeâtre, en larmes, tranſparente, amère & ſtiptique. Les Nègres emploient cette gomme contre les gonorrhées les plus invétérées, après l'uſage des apéritifs, tels que leur *argemone* & un *ſolanum* qu'ils appellent *diméli* & qui reſſemble au *dulcamara. Mém.* de l'Acad. des ſciences, ann. 1773.

primée ; ils mettroient tôt ou tard les jours du malade dans un danger évident.

§. II.

Des plantes aſtringentes utiles dans le traitement des maladies externes.

Nous venons d'examiner les moyens curatifs que les Praticiens emploient particuliérement pour arrêter les excrétions trop conſidérables qui arrivent dans les maladies internes. La claſſe des végétaux aſtringens fournit encore beaucoup d'autres plantes dont le principe médicamenteux eſt de même nature, & dont on peut ſe ſervir avec ſuccès dans le traitement des maladies externes. On vante ſur-tout

Contre les hernies & le relâchement des parties,

Herniaria glabra. . . . . La Herniaire.
Aphanes arvenſis. . . . . Le Percepier.
Alchimilla vulgaris. . . Le Pied-de-Lyon.
Lyſimachia vulgaris.
N° 1. {   Nemorum. . . } Les Lyſimaches.
      Nummularia. .
Ophiogloſſum vulgatum.. La Langue de ſerpent.
Thlaſpi burſa paſtoris. . La Bourſe au Berger.
Cupreſſus faſtigiata. . }
      Expanſa. . . . } Les Cyprès.

Contre les ulcéres cacoëtiques,

Geranium robertianum. L'herbe à Robert.
N° 2. { Lentiſcus. . . . . Le Maſtiche.
Cyſtus ledanium. . . Le Ladanum.
Dracena-draco. . . . Le Sang-dragon.
Ajuga reptans. . . . } Les Bugles.
      Pyramidalis. }
N° 3. { Pyrola. . . . . La Pyrole.
Heliotropium europæum. L'héliotrope d'Europe.
Sanicula europæa. . . . La Sanicle d'europe.

Senecio jacobæa. . . .	La Jacobée.
Astrantia major. . . .	La Sanicle femelle.
Teucrium scorodonia seu salvia sylvestris, (a)	La Sauge des Bois.
Buplevrum perfoliatum, Rotundifolium..	Les Percefeuilles.
Chrysanthemum leucanthemum.	La grande Marguerite.
Peucedanum asiaticum. *Silaus.*	Les queues de pourceau.

N° 4.

Contre les suintemens de la peau, les affections dartreuses & galeuses humides.

Lichen Calicaris. Le Lichen à gobelet. *Gilib*;
Lycopodium clavatum. . . La patte de loup.
Rubus inermis. . . . . *Fruticosus.* . . .	Les Ronces.

N° 5.

Contre les hémorragies des plaies.

Agaricus quercinus. . . .	L'Agaric de chêne.
Polygonum aviculare. . .	La Renouée.
Rumex sanguineus. . . .	La Patience rouge.

N° 6.

On trouve dans les Journaux de Médecine, des observations sur l'utilité de la seconde écorce de chêne pour prévenir le retour des hernies. Ce reméde, ainsi que ceux que nous avons cités, ne peut être appliqué, que lorsque l'intestin est rentré, & qu'il n'y a pas d'inflammation.

Les plantes du N° 2. fournissent la plupart des substances résineuses capables de donner du ton aux bords des ulcéres cacoëtiques, d'aviver les chairs, & de les cicatriser promptement : L'herbe à Robert est préférée dans le traitement de ceux des jambes.

Celles du N° 3. sont usitées extérieurement & à l'intérieur. Elles ont été regardées comme les meilleurs vulnéraires. On les a beaucoup vantées à l'intérieur contre les excrétions sanieuses de la

---

(a) Hildanus. Obs. Chirurg.

poitrine & la phtifie naiffante. Leur fuc eft vifqueux.

La jacobée, la fanicle fémelle, la fauge des
bois, les percefeuilles font déterfives. On a vanté
les propriétés de la queue de pourceau dans le
traitement de la carie.

La partie colorante des lichens eft très-variée
& unie, dans plufieurs, à un principe terreux &
aftringent. Celle recommande le lichen dans les
dartres écailleufes. Les bains avec les fommités de
ronce, le jet de vigne, & quelques autres *déficcatifs* de
cette nature font utiles dans le traitement des dartres humides, lorfque les vifcéres font dans l'état
naturel & que les humeurs ont été préparées à la
fuppreffion de ces fortes d'égouts.

On attribue des propriétés aftringentes à la re-
nouée & à la patience rouge. Ces remédes ont
tombé dans le difcrédit, fur-tout depuis qu'on s'eft
apperçu que chez les perfonnes faines, la Nature fait
tout dans la cicatrice d'une plaie. La feule pré-
caution que l'on emploie aujourd'hui, confifte à
empêcher le contact de l'air fur la plaie : on n'en
vient à l'ufage des vulnéraires, que lorfqu'elle dé-
génére en ulcére.

Lorfque les affections de la peau fe prolongent
au-delà du terme néceffaire à leur guérifon ; il faut
bien avoir égard à la conftitution des malades, &
ne fe déterminer à fupprimer les différens égouts de
cet organe, qu'après avoir détruit ou épuifé le
foyer de ces affections externes au moyen d'un
traitement convenable. Sans ce moyen préalable,
la fuppreffion de ces divers égouts ne manque jamais d'être fuivie tôt ou tard, de maladies plus ou
moins graves & fouvent meurtriéres.

SECTION III.

Des Plantes aromatiques.

Parmi les plantes qui ont la propriété de fortifier, il en est plusieurs qui répandent une odeur plus ou moins agréable, même à des distances considérables. Cette odeur dépend uniquement des parties balsamiques de ces plantes ou de leur esprit recteur, ou des huiles essentielles ou de principes plus ou moins volatils dans lesquels leur propriété tonique réside principalement. Nous divisons cette section en quatre classes particulières ; la première contient les plantes balsamiques ; la seconde, les plantes camphrées ; la troisième, les aromates ; & la dernière, les plantes rangées sous la dénomination d'antipasmodiques.

§. Ier.

Des Plantes Balsamiques.

Il existe une certaine quantité de végétaux remarquables par leur odeur balsamique & par leurs propriétés vulnéraires. Le principe odorant & tonique de plusieurs de ces végétaux paroît combiné avec une partie résineuse ; dans les autres, il émane d'une substance plus ou moins visqueuse, soluble dans l'eau, savonneuse, & à laquelle je serois porté à attribuer la propriété qu'on leur connoît.

Les vulnéraires considérés sous le premier aspect, se retirent des plantes qui suivent :

Abies vulgaris. . . . . . Le Goudron.
Balsamea. . . . Le Baumier du Canada.
Laurus Benzoe. . . . . . . Le Benjoin.
Arbor balsamifera brasiliensis fructu monospermo. . . Le Baume de Copahu.
Balsamum syriacum rutæ folio. . . . . Le Baume de Judée.

Styrax folio mali cottonei. . Le Styrax.
Larix europæa. . . . . . La Thérebenthine.
Geranium therebenthinum. Le bec de grue Théreb.
Parmi les vulnéraires balfamiques & vifqueux,
on diftingue :

Populus balfamita. . . . Le Baume.
Chryfanthemum balfamita. } Les Balfamites du
   Balfamita multifida. } levant.
Tanacetum balfamita. . . L'Herbe au Cocq.
Glecoma hederacea. . . . Le Lierre terreftre.
Menthæ rotundifolia. . . La Menthe frifée.
   Sativa. . . . . . . Le Baume des jardins.
Nepetha catharia. . . . . L'Herbe au Chat.
Hypericum androfemum. . La Toute-Saine.
   Affyrum. . . . . . La Toute-Bonne.
   Frutefcens. . . . } Les Millepertuis.
   Perfoliatum, &c. }

La diffolution du goudron eft très-amère ; elle
porte une odeur qui lui eft particuliére ; elle eft
utile (dans les convalefcences longues & difficiles)
aux tempéramens foibles & aux malades attaqués
de dartres ou autres affections cutanées, lorfque
l'humeur fe porte fur les vifcères par la foibleffe
des organes qui contribuent à fa dépuration.

On connoît l'utilité du baume du Canada dans
l'engouement humoral des poumons.

Les fleurs de benjoin font particuliérement recommandées dans les affections féreufes de la poitrine, pour provoquer l'expectoration.

Le baume de copahu eft un peu amer & d'une
odeur affez agréable. On l'emploie à la dofe de trois
ou quatre gouttes dans les ulcères du poumon, des
reins ou de la veffie, ou à la fin des gonorrhées, en
le mêlant avec le jaune d'œuf.

Le baume de Judée eft remarquable par fon odeur
aromatique analogue à celle du citron. Sa faveur eft

n peu âcre & pénétrante. Il élève l'action des vaiſ-
eaux, & conttibue à *dégouer* le ſyſtême glanduleux.
l convient dans toutes les affections humorales,
vec les apéritifs, lorſqu'il n'y a pas de ſaburre
ans les premiéres voies.

Le ſtyrax a une ſaveur amére ; on l'emploie ſur-
out dans le traitement des ulcères cacoëtiques.

La thérébenthine eſt recommandée ſur la fin du
raitement des gonorrhées.

Les feuilles du baume, de la menthe friſée, du
aume des jardins, de la toute-bonne, de la toute-
aine & des millepertuis, ſont utiles pour conſo-
ider les ulcéres des plaies.

L'infuſion d'herbe au chat eſt vulnéraire & eſt
ecommandée contre les épanchemens ſanieux qui
rrivent à la ſuite des chûtes, des coups, &c.

§ II.

Des Plantes camphrées

Quoique l'eſprit recteur des plantes de cet ordre
ous offre, dans ſon analyſe, quelques nuances
ifférentes de celles que nous trouvons dans la dé-
ompoſition du camphre ſoumis à la plus grande
ction du feu, ou par rapport à ſa conſiſtance ;
ependant il y a beaucoup de rapport entre ces ſubſ-
ances odorantes, à raiſon de leurs parties aroma-
iques, de l'expanſibilité de ces parties, de leur qua-
ité échauffante & de leur vertu antiſeptique.

La plupart de ces plantes exiſtent dans la famille
es labiées. Les plus remarquables ſont :

Roſmarinus officinalis. Le Romarin.

Salvia officinalis. . . . ⎫
      Sclarea. . . . ⎬ Les Sauges.
      Minor, &c. . ⎭

Hyſſopus officinalis. ⎫ Les Hyſſopes.
   Officinalis hirſuta. ⎭

Ocymum basilicum. . . .	
Basilicum minimum.	Les Basilics.
Fimbriatum.	
Gratissimum.	
Thymus vulgaris. . . .	Les Tyms.
Citrifolius.	
Serpillum.	Les serpollets.
Serpillum lanug. . . .	
Lavendula spica. . . .	Les Lavendes.
Spica latifolia. . . .	
Mentha aquatica. . . .	
Crispa.	Les Menthes.
Variegata , &c.	
Melissa officinalis. . .	Les Melisses.
Fruticosa. . .	
Leonurus cardiaca. . .	L'Agripaume.
Teucrium marum. . . .	La Germandrée maritime.
Inula helenium.	L'aunée.
Achillæa nobilis. . . .	L'Achilliére noble.
Tarconanthus camphoratus.	Le Tarconanthe camphré.
Laurus nobilis.	Le Lorier.

Les infusions des plantes camphrées ou leurs eaux distillées ont la propriété de ranimer les forces, d'élever le pouls, d'exciter la transpiration & de provoquer les règles. On les emploie avec succès contre le vomissement qui résulte de l'atonie des organes de la digestion ; lorsque la foiblesse générale donne lieu à la suppression de la transpiration ou des menstrues ; & notamment dans toutes les fièvres éruptives, lorsque le pouls tombe, que les pistules s'affaissent, & que les humeurs ou les différens levains se portent de la circonférence du corps au centre ; enfin, dans les spasmes & les mouvemens convulsifs qui résultent de la rétroaction ou rétropulsion des humeurs de la peau sur les viscéres.

L'ex-

L'expérience a démontré l'utilité des infusions de ces plantes, de leurs eaux diftillées, ou de l'efprit de vin chargé de leurs parties aromatiques, dans toutes les circonftances que nous venons de défigner; & c'eft alors qu'on peut compter fur l'utilité du camphre & des plantes camphrées pour arrêter les effets de la gangrène ou la prévenir.

Cependant il faut obferver que ces remèdes ne conviennent pas, lorfqu'il y a de la faburre dans les premiéres voies; & particuliérement dans toutes les fiévres éruptives inflammatoires, bilieufes ou atrabilieufes qui fe terminent par la gangrène & le fphacèle, & dans lefquelles la méthode délayante, rafraîchiffante ou adouciffante eft préférable.

Les effais faits fur le camphre démontrent bien la vertu antifeptique qu'il a, lorfqu'il eft mêlé avec nos humeurs; mais en paffant dans l'économie animale, il échauffe d'une maniére fenfible; il augmente la foif, la féchereffe & l'éréthifme de la peau; & il aggrave les fymptômes des fiévres que je viens de citer. Il ne convient donc, ainfi que les plantes camphrées, dans toutes les affections fpafmodiques & convulfives dont nous venons de parler, que lorfqu'elles proviennent du relâchement de la fibre & du dépériffement des forces. C'eft alors qu'il peut devenir un bon calmant & arrêter les progrès de la putréfaction.

§. III.

Des Plantes aromatiques.

Quoique la plupart des Médecins rangent les plantes camphrées dans la claffe des aromatiques; cependant comme l'efprit recteur des labiées différe fous plufieurs rapports, des parties aromatiques des plantes de cet ordre; j'ai cru devoir les féparer & les décrire dans une fection particuliére.

F

Le principe médicamenteux de ces végétaux réside dans une huile essentielle plus ou moins âcre & aromatique. Les plantes de cette classe renferment les aromates proprement dits, & les carminatifs.

Les aromates les plus usités sont :

Epidendrum vanilla.	La Vanille.
Nux moschata.	La Muscade.
Cinnamomum frugiferum.	La Canelle.
Caryophillus aromaticus.	Le Girofle.
Niger.	Le roi des Nègres.
Odoratus.	L'Œillet odorant.
Geum Caryophillata.	La Benoîte.
Juncus aromaticus.	Le Jonc aromatique.
Acorus calamus.	Le vrai Acorus.
Coniza odorata.	La Conyze odorante.

Les plus remarquables des plantes carminatives sont :

Imperatoria ostruthium.	L'Impératoire.
Chærefolium aromaticum.	Le Cerfeuil aromatique.
Angelica archangelica.	L'Angélique.
Coriandrum sativum.	La Coriandre.
Crythmum maritimum.	La Percepierre.
Pimpinella anisum.	L'Anis.
Anethum graveolens.	L'Aneth.
Fœniculum.	Le fénouil.
Apium celeri.	Le Céleri.
Cuminum cyminum.	Le Cumin.
Seseli montanum.	} Les Séselis.
Glaucum.	
Elatum.	
Carum carvi.	Le Carvi.
Athamantha meum.	Le Meum.
Gin-Zeng.	Le Gin-Zeng.

Les aromates sont la plupart employés pour assaisonner nos alimens. Ce raffinement dans les pré-

parations de notre nourriture, la rend plus échauffante : en provoquant l'appétit chez les tempéramens froids, pituiteux & foibles ; il contribue souvent à déranger les digestions, sur-tout chez les personnes dont les estomacs sont robustes & chauds.

Plusieurs Praticiens des derniers siécles ont recommandé l'usage des aromates dans le traitement
des fiévres éruptives, dans l'intention de porter
les humeurs à la peau, de favoriser la dépuration
générale par cet organe & de libérer ainsi les viscéres. Heureusement cette méthode incendiaire est
aujourd'hui proscrite dans le traitement des épidémies.

En général, les aromates sont utiles aux personnes délicates & d'un tempérament froid, ainsi qu'aux
vieillards & aux valétudinaires dont il faut augmenter la chaleur & ranimer les forces.

Ces remèdes sont contraires aux tempéramens
sanguins, nerveux, bilieux, atrabilieux ; dans la
mélancolie, ou lorsqu'il y a quelque levain dans la
masse des humeurs & trop de chaleur dans les entrailles.

Il en est de même des plantes *carminatives*, dont
l'efficacité est connue dans le traitement des affections flatulenteuses qui attaquent les individus dont
la constitution est foible, froide & pituiteuse ou
séreuse.

L'effet des carminatifs est remarquable par la
quantité d'air qu'ils dégagent du tube alimentaire,
par le renouvellement des excrétions supprimées,
ou l'augmentation de celles qui se font mal. Leur
action se dirige principalement sur les organes excrétoires de la transpiration & des menstrues, quelquefois même sur ceux des urines. Ces remèdes sont
particuliérement nuisibles dans les affections inflammatoires, bilieuses ou atrabilieuses.

Les feuilles de l'impératoire font très-âcres lorſqu'elles ſont vertes ; & ſont capables de rubéfier la peau, ou de veſſier la bouche lorſqu'on les mache. En les déſſéchant, elles perdent un peu de leur vertu ſtimulante & peuvent alors être employées à l'intérieur. L'impératoire eſt préférée pour provoquer les menſtrues chez les perſonnes dont l'eſtomac eſt froid & pituiteux. On emploie ſouvent la racine muqueuſe & ſucrée de l'angélique confite pour faciliter les digeſtions chez les perſonnes foibles & valétudinaires. On ſe ſert beaucoup des paſtilles de céleri contre les affections flatulenteuſes des mêmes individus. Les quatre ſémences chaudes, utiles aux eſtomacs foibles & froids, ſont celles d'anis, de cumin, de fénouil & de perſil. Les racines de ces deux derniéres plantes entrent dans le mêlange des cinq racines apéritives majeures.

Les huiles qu'on obtient à la diſtillation des différens aromates, ſont plus ou moins âcres, odorantes & échauffantes. On s'en ſert pour aromatiſer les boiſſons, les alimens, ou les remèdes auxquels on veut communiquer leurs propriétés. Elles ſont plus échauffantes, lorſqu'on a diſtillé les aromates avec l'eſprit de vin.

§. I V.

Des plantes antiſpaſmodiques.

Ce paragraphe renferme les plantes dont les émanations ſuaves flattent l'organe de l'odorat, & raniment le ſyſtême nerveux en donnant plus de reſſort à toute la machine. Les unes ſont remarquables par leur odeur muſquée. Les autres ſont légérement améres & d'une odeur agréable.

Les plantes muſquées ſont les ſuivantes :

Scandix odorata. . . . . Le Cerfeuil muſqué.
Orchis moſchata. . . . L'orchis muſqué.

Malva moschata. . . . . La Mauve musquée.
Geranium moschatum. . . Le Géranium musqué.
Rosa moschata. . . . . . La Rose musquée.
Allium moschatum. . . . . L'Ail musqué.
Abel moschus. . . . . . . Lambrette.

Les odeurs suaves émanent des fleurs des plantes qui suivent :

Tilia americana. . . . . .⎫
Europæa . . . . . ⎬ Les Tilleuls.
Sylvestris. . . . . ⎭

Achillæa millefolium. . . ⎫ Les Millefeuilles.
Millefolium purpureum. ⎭

Gallium verum. . . . . ⎫ Les Caillelets.
Mollugo. . . &c. . . . ⎭

Asperula odorata. . . Le Muguet des bois.

Ou elles existent dans la plante entiére, telles qu'on les trouve dans

Thea frutex. . . . . . . Le Thé.
Chenopodium ambrosioides. Le Thé du Mexique.
Ambroisia vulgaris. . . . L'ambroisie.
Artemisia abrotanum. . . L'aurone.
Anthemis altissima. . . ⎫ Les Camomilles.
Nobilis. . . . . . ⎭

Les infusions d'aurone, d'ambroisie, ainsi que celles des fleurs de camomille, d'oranger, de tilleul, de millefeuilles, &c. sont employées avec succès dans les affections nerveuses accompagnées de foiblesse, de tremblement, de vertige, d'engourdissement; de spasmes qui succédent aux grandes évacuations, ou de mouvemens épileptiques.

Lorsque la majeure part de ces symptômes tient au développement trop considérable de l'air dans le tube alimentaire, on préfére les feuilles ou les fleurs d'orange ou de camomille, l'écorce du citron ou de l'orange.

Ces toniques ne sont pas moins utiles, lorsque

les digeſtions lentes & laborieuſes proviennent de la foibleſſe des organes de la digeſtion.

SECTION IVe.

Des plantes ſtimulantes.

Parmi les plantes qui ſont capables d'exciter le jeu de nos organes, il y en a une grande quantité qui ont la propriété d'irriter les parties organiques, d'échauffer, de ſtimuler la peau, de la rubéfier, ou de la veſſier, ou de la corroder, en attirant plus ou moins ſenſiblement le ſang ou la ſéroſité ſur les organes ſur leſquelles elles agiſſent immédiatement.

Les plantes de cette ſection jouiſſent des propriétés que nous venons d'expoſer, à raiſon d'un principe âcre qu'elles contiennent & qui eſt inhérent à leur fécule, ou à leur gluten, ou à leurs parties extractives.

Quelle que ſoit la baſe de ce principe ſtimulant, il importe principalement de ſavoir qu'il eſt alkalin dans pluſieurs d'entr'eux ; que pour cela les végétaux qui en ſont imprégnés, ont, outre leur vertu tonique & ſtimulante, celle de ſondre les parties lymphatiques du ſang & des humeurs, & d'en provoquer plus ou moins l'*alkaleſcence*, la pourriture, ou la diſſolution.

Les autres plantes de cette ſection ſont auſſi remarquables par leur ſaveur épicée : mais le principe âcre dans lequel réſide leur vertu ſtimulante, eſt de nature acide ; c'eſt pourquoi elles ont la propriété de coaguler les mêmes parties lymphatiques de nos humeurs, en outre celle dont elles jouiſſent à l'extérieur en irritant & rubéfiant la peau ; ou à l'intérieur, en échauffant les entrailles & en les enflammant quelquefois, ſuivant l'eſpèce de ſtimulant ou la quantité à laquelle il a été pris.

Des effets auſſi oppoſés ſur nos humeurs, de la part de ces deux ſortes de plantes ſtimulantes, nous déterminent à les ſéparer en deux claſſes particuliéres que nous devons maintenant conſidérer.

§. I.

Des végétaux ſtimulans dont le principe médicamenteux eſt de nature alkaline.

Il exiſte une grande quantité de végétaux dont la ſaveur eſt plus ou moins âcre, & qui ont la propriété d'échauffer, de ſtimuler plus ou moins vivement les parties irritables & ſenſibles de nos corps, & d'attenuer la maſſe des humeurs.

Ces végétaux ſont remarquables, les uns par leur amertume, par une légére ſaveur âcre qu'ils impriment ſur la langue, lorſqu'on vient à les mâcher; notamment par leur vertu ſavonneuſe. Tels ſont entr'autres :

Ros ſolis.	Le Roſſolis. *Gilib.*
Senecio vulgaris.	Le Senneçon commun.
Doronicum pardalianches.	Le Doronic du Valais.
Lichnis viſcaria..	} Les Atrapes-mouche.
Viſcaria multiplex. . .	
Silene nutans.	
Villoſa.	} Les Cornillets.
Conoidea.	
Quinque - vulnera. .	
Cucubalus behen..	} Les Cucubales.
Behen maritimus, &c.	
Dianthus barbatus.	} Les Œuillets barbus.
Barbatus multiplex.	
Saponaria officinalis. . . .	} Les Saponaires.
Vaccaria.	
Ocimoides.	
Salſola tragus.	} Les Kalis.
Kali, &c.	
Ulex europæus.	Le Jonc marin.

La partie extractive de ces végétaux favonneux
est très-foluble dans l'eau ; elle laisse échapper une
quantité confidérable de bulles d'air, lorfqu'on l'a-
gite ; elle a l'amertume du favon ; la plupart des
Praticiens lui en attribuent les propriétés fondantes.
L'extrait ou les poudres de la faponaire font préférés ; ils font principalement employés avec fuccès
pour détruire les empâtemens qui exiftent à la fuite
des fiévres intermittentes & qui font accompagnés de l'ictére, de la bouffiffure des extrémités,
de la paralyfie, &c. notamment chez les perfonnes qui ont le tiffu de la fibre lâche, qui font graffes
& cacochymes.

Ces remèdes échauffent d'une maniére fenfible,
& paroiffent contraires aux perfonnes irritables,
bilieufes, fanguines, ou qui ont de la difpofition
à l'atrabile.

On a employé avec fuccès l'extrait de faponaire
dans le traitement des maladies vénériennes. Il en
a quelquefois réfulté une falivation pareille à celle
que le mercure auroit provoquée. L'expérience a
prouvé l'utilité de ce remède pour fondre & atténuer les parties lymphatiques du fang & des humeurs
dans les cas que nous avons défignés : les Praticiens conviennent que ces remèdes ; en augmentant
la chaleur animale ; en élevant le pouls ; en atténuant puiffamment le fang & les humeurs ; en provoquant l'excrétion de la falive, des urines, ou les
menftrues ; ont fouvent diffipé des rhumatifmes invétérés, la goutte vague, des dartres & autres affections cutanées, lorfqu'elles provenoient d'un empâtement général & de l'épaiffiffement des fucs
nourriciers, dans les tempéramens gras, pituiteux
ou cacochymes & féreux.

Le fenneçon n'eft ordinairement employé qu'en
cataplafme, pour réfoudre les tumeurs pituiteufes
ou froides : c'eft un puiffant *réfolutif*.

Le doronic est fondant ; on l'emploie intérieurement dans le traitement des affections soporeu-
fes & fpafmodiques qui font accompagnées d'é-
panchemens féreux ou pituiteux fur les vifcéres.

Les cendres clavélées, le fel de genêt, celui d'abfinthe, d'armoife, du jonc marin, du frefne, des
kalis, des varecs, du tournefol, &c. mêlés avec
différentes huiles, forment des favons bien utiles
dans les cas d'empâtemens glaireux du tube alimentaire & des vifcéres, fur-tout lorfqu'ils font accompagnés de l'édeme des extrémités ou de la bouffiffure de la peau. On préfére la magnéfie aux favons,
lorfqu'il s'agit d'abforber les aigres des premiéres
voies.

Les abforbans peuvent être confidérés fous trois
rapports, à raifon de l'altération particuliére des
humeurs qu'ils peuvent corriger. En effet, les rapports aigres font facilement détruits par l'ufage de
la magnéfie, des favons, de l'abfinthe, ou des autres plantes améres dont la faveur eft forte.

Les acides & le régime végétal analogue conviennent particuliérement dans toutes les fiévres putrides, & dans les cas où il exifte des rapports nidoreux.

L'acrimonie muriatique des humeurs exige
de fon côté, des alimens doux, des mucilages doux,
des farineux, & généralement, les fubftances adou-
ciffantes qui peuvent empâter les humeurs & modérer les effets de cette acrimonie, foit dans les
maladies aigües, foit dans les affections chroniques
où elle fe préfente. Telles font au moins les vues
principales que nous devons avoir, lorfqu'il s'agit
d'employer les *abforbans*.

Les autres végétaux de cette claffe font remarquables par la faveur épicée ou plus ou moins âcre
qui leur eft particuliére ; par l'alkalefcence à laquelle ils paffent, dès qu'ils entrent en pourriture ;

par la diffolution & la fétidité qu'ils occafionnent, lorfqu'on les mêle avec le fang & les parties lymphatiques de nos humeurs ; par l'élévation du pouls & l'augmentation de la chaleur animale, lorfqu'on en fait ufage intérieurement ; enfin, par le renouvellement des crachats, des menftrues, &c. qu'elles font capables de provoquer.

Le principe falin qui paroît être fixe dans les plantes favonneufes, eft volatil dans les crucifères dont il eft ici mention : quelques Chimiftes prétendent que l'alkali volatil n'a befoin que d'un léger dégré de chaleur, ou de la fermentation, pour être développé dans ces plantes : les autres affurent qu'il eft formé dans la végétation même ; enfin, fuivant l'opinion la plus probable & fondée fur plufieurs expériences, il paroît que ce principe âcre exifte fous la forme d'un fel ammoniacal, dans lequel l'alkali volatil domine.

Quoiqu'il en foit, c'eft de ce principe que les végétaux de cette claffe tiennent la propriété de diffoudre le fang, d'opérer la fonte des humeurs lymphatiques, d'accélérer leur animalifation, leur corruption fpontanée ; d'exalter leur odeur fétide ; d'augmenter la chaleur animale ; de ftimuler les organes & tout le fyftême vafculaire ; & d'animer la dépuration générale avec fuccès dans les tempéramens froids, pituiteux ou féreux & cacochymes.

Les feuilles âcres & épicées de la plupart de ces végétaux étant appliquées à la peau, font même capables de la rubéfier & d'y occafionner une révulfion confidérable d'humeurs, en excitant en même-temps des douleurs plus ou moins vives, des puftules féreufes ou des ampoulles.

Les plus remarquables de ces végétaux font désignés, les uns sous le nom d'*antiscorbutiques*, tels que:

Erysimum vulgare. . .	Le Vélar.
Sisimbrium amphibium.	}Les Raiforts aquatiques.
Amphibium laciniatum.	
Cardamine pratensis. .	La Cardamine des prés.
Brassica eruca.	La Roquette.
Alyssum campestre. . .	L'alyssum des champs.
Cochlearia officinalis. .	} Les Cochléaria.
Danica. . .	
Coronopus. . .	
Thlaspi arvense.	Le Thlaspi commun.
Campestre. .	Le Thlaspi à siliques larges.
Anagallis aquatica. .	La Véronique d'eau.
Veronica beccabunga. .	Le Beccabunga.
Sedum album.	Le tettin de Souris.

Les autres ont la propriété d'enflammer la peau, d'y exciter des ampoulles ou des vessies, & sont connus sous le titre de *synapizans*, tels sont:

Sedum acre.	La Vermiculaire brûlante.
Seriola urens.	La Sériole brûlante.
Lobelia urens.	La Lobèle brûlante.
Synapis nigra. . . .	Le Senneve.
Alba. . . .	La Moutarde.

Les *antiscorbutiques* ont les mêmes principes que les cressons (1), quoiqu'ils renferment moins de substance glutineuse. Ils sont également âcres, stimulans, échauffans; ils ont également la propriété d'élever le pouls, d'attenuer le sang & les humeurs visqueuses, & de provoquer les régles, l'expectoration, ou les urines dans les tempéramens glaireux & cacochymes sujets à l'asthme humide, à la l'eucophlegmatie ou à la bouffissure des extrémités.

Les semences de la plupart des cressons & au-

---

(1) Voyez le §. 2. des plantes glutineuses épicées.

tres plantes de cette claſſe, ſont âcres & capables de veſſier la peau. Cette acrimonie eſt bien plus remarquable dans les ſennevé & leurs collatérales. Les feuilles vertes de celles-ci enflamment promptement la peau, y excitent de vives douleurs, opérent une grande révulſion des humeurs ſéreuſes imprégnées de différens levains qui couvent ſous le tiſſu cellulaire de la peau, ou qui ſont dépoſées dans les cavités, ou qui ſont fixées ſur les viſcéres. On emploie la moutarde par préférence, & on l'applique communément à la ſurface des pieds.

On a guéri des fièvres tierces opiniâtres ou dès fièvres quartes en appliquant des rubéfians aux bras ou aux extrémités inférieures. Ces topiques ſont ſouvent ſuivis d'une éruption éryſipélateuſe ou dartreuſe, qui termine ces fièvres, lorſque le foyer en eſt diminué. Quelques Auteurs prétendent même qu'on guérit ces fièvres quartes en faiſant prendre intérieurement de la moutarde. *Gilib.*

Au reſte, les ſynapiſmes ſont employés avec ſuccès ſur les extrémités, pour opérer la révulſion des humeurs dans la goutte, le rhumatiſme humoral, l'aſthme humide, l'apoplexie ſéreuſe, & les affections comateuſes de ce genre.

§. II.

Des plantes ſtimulantes dont l'acide végétal eſt le principe médicamenteux.

Il y a pluſieurs autres végétaux qui ont auſſi la propriété de ſtimuler la fibre, d'animer la circulation; mais dont le principe âcre eſt de nature acide, ce qui leur donne la propriété de s'oppoſer à la putridité des humeurs, d'en coaguler les parties lymphatiques & de les ſéparer de la ſéroſité qui leur donne de la fluidité.

Cet acide est fixe, comme on le voit dans les plantes qui suivent :

Piper album.	} Les Poivres.
Nigrum , &c. . .	
Fagara piperita.	Le Poivre du japon.
Zeodaria.	La Zédoaire.
Amomum zingiber. . . .	Le Gingembre.
Mentha piperita.	La Menthe poivrée.
Persicaria hydropiper. . .	Le Poivre d'eau.
Persicaria. . . .	La Persicaire.
Turritis glabra.	La Tourrette.
Erigeron acre.	La Vergerette âcre.
Aster acris.	L'aster âcre.
Eryocephalus americanus.	L'estragon du Cap.
Artemisia dracunculus. .	L'estragon.
Capsicum annuum. . . .	Le Poivre de guinée.
Canna indica.	}
Indica punctata.	} Les Balisiers.
Glauca.	}

Ou il est fugitif, ainsi qu'on le trouve dans les plantes scillitiques suivantes :

Alisma plantago.	Le Plantin d'eau.
Sagittaria sagittifolia. . .	La Sagittaire.
Marcanthia polymorpha.	} Les Hépatiques d'eau
Cruciata, &c. . .	
Anemone hepatica. . . .	L'Hépatique.
Asplenium trychomanes. .	Le Polytric.
Menianthes trifoliata. . .	Le Tréfle d'eau.
Pancratium illyricum. . .	Le Pancrace d'illyrie.
Calla palustris.	Le Calle des marais.
Æthiopica. . .	Le Calle d'éthiopie.
Arum dracunculus. . . .	La Serpentaire.
Vulgare. . . .	} Les Gouëts ou pieds
Maculatum. . .	} de Veau.
Sagittifolium. .	}

Scilla maritima. . . . . } Les Scilles.
     Autumnalis, &c. }

Ou il est plus ou moins caustique, ainsi qu'on le voit dans les *vésicatoires* qui suivent :

Daphne laureola. . . . Le Garou.
Asclepias syriaca. . , . L'Herbe à la houette.
Clematis vitalba. . . . }
     Recta. . . . . . } Les Clématites.
     Integrifolia. . . . }
Ranunculus repens. . . }
     Pratensis. . . . }
     Arvensis. . . . } Les Rénoncules.
     Acris. . . . . }
     Acris multiplex. . }
     Bulbosus. . . . }
Anemone Hortensis, &c. Les Anémones.

Ou dans les *escarotiques*, dont les plus usités sont :

Iris florentina. . . . . . L'Iris de Florence.
Plumbago. . . . . La Dentelaire.
Euphorbium officinale. L'euphorbe des Boutiques.

Les poivres & les plantes analogues étant employées à l'extérieur, ont, ainsi que le savon noir, la propriété de rubéfier la peau & d'y attirer une certaine quantité d'humeurs.

Ces *rubéfians* sont quelquefois appliqués sur cet organe pour y fixer les humeurs goutteuses, dartreuses, &c. lorsqu'on a lieu de craindre qu'elles ne se portent à l'intérieur ; ou pour les rappeller à la surface du corps. (1)

L'usage interne du poivre, de la zédoaire, du gingembre, &c. fortifie l'estomac ; augmente la chaleur des entrailles & de toutes les parties du corps ; donne du ton à la fibre ; élève le pouls & facilite

_____

(1) Voyez le savant ouvrage de Saxonia sur la nature & l'usage des différens rubéfians, des synapismes, des vésicatoires, &c.

a digestion chez les tempéramens foibles, froids pituiteux.

Un effet non moins sensible de chacun de ces végétaux sur la masse du sang & des humeurs, consiste dans la coagulation remarquable qu'ils opérent sur toutes les substances lymphatiques. Le *Coagulum* du sang soumis à leur action, est même plus dense que la couënne inflammatoire des pleurétiques. C'est la raison pour laquelle ces remèdes sont si contraires aux tempéramens sanguins, aux bilieux ou aux atrabilieux ; ainsi que dans les maladies inflammatoires, bilieuses, ou atrabilieuses, dans lesquelles la méthode échauffante & un traitement incendiaire sont pernicieux.

L'expérience prouve qu'en mêlant le bulbe de la scille, de l'arum ou de leurs plantes analogues, avec du sang, on le sépare en deux parties ; que le caillot sanguin devient plus épais, & que la sérosité qui surnage, n'entre en pourriture qu'après un long espace de temps. La vertu antiseptique qui est également attachée à l'acide fixe des poivres, &c. est très-remarquable dans les scilles & leurs collatérales. C'est pour cela que ces plantes sont utiles dans toutes les fiévres putrides & catarrhales, dans les affections catarrhales, dans l'asthme pituiteux, dans les pleurésies & péripneumonies catarrho-bilieuses, dans lesquelles on trouve ordinairement le pouls fréquent & foible, la peau pâle, les urines blanches & troubles ; lorsque la dépuration se fait trop lentement, ou est troublée par le déport d'humeurs séreuses & pituiteuses sur les différentes parties du corps.

Toutes les préparations scillitiques sont stimulantes, antiseptiques & apéritives ; & suivant la dose à laquelle on les emploie, elles provoquent avec succès le vomissement, les selles, les urines

ou les crachats dans les circonſtances que nous venons de déſigner.

La ſcille eſt même utilement employée dans le
traitement de l'hydropiſie, de la leucophlegmatie,
de la bouffiſſure des extrémités inférieures, qui
attaquent les tempéramens froids & pituiteux : on
en retire plus d'avantage en l'aſſociant avec le ſa-
von, la gomme ammoniaque, &c.

Huxham recommande la ſerpentaire dans le traitement des fièvres putrides avec le kinkina, &c.

Le tréfle d'eau, le polytric, l'hépatique, les hépatiques d'eau, ſont âcres & très-attenuans. Ces
remèdes conviennent particuliérement dans le traitement des épidémies catarrhales & des maladies
chroniques qui dépendent des engorgemens ſéreux
ou pituiteux du foie, de la rate & de tout le ſyſtême glanduleux ſubordonné à l'action de ces
deux viſcéres (1).

L'acide âcre qui eſt le principe médicamenteux
de ces végétaux, eſt uni à une fécule plus ou moins
abondante qui exiſte dans la ſagittaire, le plantin
d'eau, notamment dans les gouëts, les ſcilles, &c.
& lorſque ces plantes ſont vertes & qu'on les
applique à la peau, ou qu'on les mâche ; elles
échauffent bientôt la partie qu'elles touchent, elles
l'agacent, l'enflammènt & y produiſent ſouvent
des puſtules.

L'irritation que ces végétaux employés à l'intérieur produiſent ſur les viſcéres, eſt quelquefois même remarquable ſur les voies urinaires,
lorſqu'on les emploie vertes ou en trop grande
quantité.

L'acide ſcillitique étant auſſi fugace ; la déſicca-
tion

_____

(1) Voyez entr'autres les actes de Copenhague ſur les vertus du tréfl: d'eau.

tion des plantes qui le contiennent, le fait évaporer en grande quantité, & affoiblit leur vertu ftimulante en proportion de cette évaporation ; ce
qui oblige les Praticiens à être circonfpects fur les
préparations & les dofes de ces végétaux.

Il exifte un acide non moins concentré dans les
clématites, les renoncules, les anémones, &c. Ce
principe ftimulant eft uni à une partie extractive
qui exifte dans la plupart des végétaux de ce genre.
C'eft également au même principe qu'il faut attribuer la propriété qu'ils ont de coaguler le fang
& les fubftances lymphatiques ; celle d'arrêter la
diffolution & la fétidité de ces fubftances ; celle de
ftimuler puiffamment la fibre mufculaire & toutes
les parties organiques.

Le principe médicamenteux de ces végétaux eft
fi âcre & fi corrofif, qu'on ne peut fe permettre
de les employer intérieurement fans occafionner
l'inflammation des entrailles, des mouvemens
convulfifs, &c. On fe borne donc à les appliquer
à la peau.

L'écorce de garou rougit la peau & y produit un
léger fuintement de férofités, quelquefois même
une fuppuration égale à celle que procureroit un
épifpaftique ordinaire. Elle a fur ce dernier remède, l'avantage de ne pas agir fur les voies urinaires ; & pour cet effet les perfonnes délicates &
fenfibles à l'impreffion des cantharides, la préférent.

L'herbe à la houette, les rénoncules, les anémones, les clématites, enflamment la peau, produifent des puftules, des ampoulles & des ulcères
confidérables, en occafionnant une forte révulfion
des humeurs féreufes & froides, qui donnent
naiffance à la fciatique, aux rhumatifmes vagues, aux
douleurs de tête, aux fluxions opiniâtres fur les
yeux, les oreilles, les gencives. Dans ces affections de

G

la tête, on les applique ordinairement derrière les oreilles. J'ai vu plufieurs fois de bons effets des rénoncules & des tythimales dans le traitement de ces maladies. Le principe âcre de ces derniers eft uni à une fubftance réfineufe, & comme on les a fpécialement recommandés à raifon de leur vertu hydragogue, nous ne les citerons que lorfqu'il fera mention de ces évacuans.

La boule d'iris eft employée pour aviver les chairs des ulcères ou des égouts & pour en entretenir la fuppuration, lorfqu'elle diminue ou vient à ceffer.

La dentelaire eft particuliérement employée dans le traitement de la carie des dents. L'euphorbe des boutiques étoit beaucoup recommandé dans la carie des os, jufqu'à ce qu'on ait éprouvé que le fer rouge lui eft préférable.

On vante, en outre, la dentelaire bouillie dans de l'huile & appliquée fur les cancers invétérés. *Acad. des fciences, ann. 1739.*

On vient de renouveller l'ufage du *moxa* ou de la mèche de cotton, dans le traitement des affections foporeufes ou de violens fpafmes des entrailles. Ce puiffant révulfif ne convient que lorfque quelque levain galleux, d'artreux, &c. fe porte fur l'intérieur & notamment fur les vifcères qui font le plus doués d'irritabilité ou de fenfibilité. *(a)*

ORDRE III.e

Des plantes qui ont la propriété d'évacuer les humeurs.

Cet ordre renferme les végétaux qui agiffent fur les différens excrétoires, en procurant l'éva-

---

(a) Voyez à ce fujet Marc-Aurèle Séverin, *Chirurg. efficace, art. brûlure*: Profper Alpin, *de medicinâ Ægyptiorum, &c.*

cuation des humeurs que chacun d'eux doit séparer.

Il y a trois principales conditions néceſſaires pour ſe déterminer à l'emploi d'un remède évacuant : 1°. La preuve de l'exiſtence d'une ſurcharge ſaburreuſe ou humorale ; 2°. la mobilité de l'humeur en ſurcharge, & cette humeur doit être préalablement préparée par la coction naturelle qui eſt très-rare ; ou par la coction *artificielle*, c'eſt-à-dire par un régime préparatoire : 3°. l'*apropos* du remède, tant par rapport à ſa doſe & à ſa nature, qu'eu égard à l'âge, au tempérament, à la qualité de l'humeur en ſurcharge, aux forces du malade & à la diſpoſition de l'organe excrétoire.

Le type des fiévres chroniques permet ſouvent de différer l'adminiſtration des évacuans pendant quelques jours. Mais il n'en eſt pas de même dans les maladies aiguës, dans leſquelles on ne peut agir trop tôt, lorſqu'il faut libérer les parties qui ſouffrent de la ſurcharge.

Il y a plus, on doit réitérer l'uſage des évacuans juſqu'à ce que le foyer morbifique ſoit épuiſé, en prenant toutefois les précautions de réparer & maintenir les forces à proportion qu'on détruit le principe du mal.

Chaque ordre de plantes évacuantes agit ſpécialement ſur tel ou tel organe excrétoire ; les unes ſont propres à provoquer l'excrétion des humeurs de la tête ; les autres facilitent l'expectoration, ou le vomiſſement, ou les ſelles, ou les urines, ou les menſtrues, ou la tranſpiration. Nous les diviſerons d'après le rapport de leurs principes & de leurs propriétés.

SECTION Iere.

Des plantes qui ont la propriété d'évacuer les humeurs de la tête.

Parmi les plantes qui ont la propriété de faire fortir les humeurs de la tête, on diftingue celles qui agiffent principalement fur la membrane pituitaire & les parties voifines ; & quelques autres qui contribuent particuliérement à augmenter l'excrétion de la falive. On a donné le nom de *ptarmiques* ou de *fternutatoires* aux premiéres ; les fecondes-font connues fous celui de *fialagogues* ou *d'apophlegmatifantes*.

§. I.

Des plantes Ptarmiques ou Sternutatoires.

L'action vive du foleil, ou l'impreffion de vapeurs irritantes fur la membrane pituitaire, font bien capables d'exciter l'éternuement & de faire fortir les mucofités du nez & des cavités qui correfpondent avec cette membrane. Les poudres de certains végétaux ont auffi cette propriété. Parmi les fternutatoires on remarque furtout,

Satureia hortenfis. . . . . La Sarriette.
Melianthium feu nigella fativa. . La Niéle.
Betonica officinalis. . . . . . ⎫
    Officin ; danica. . . . ⎬ Les Bétoines.
    Orientalis. . . . . . ⎭
Convallaria mayalis. . . . . . Le Muguet.
Achillæa ptarmica. . . . . . . Le Ptarmic.

On fe fert avec fuccès des poudres de la plupart de ces plantes, pour évacuer les humeurs féreufes, icoreufes, catarrhales ou froides, fixées fur la membrane pituitaire & les parties adjacentes. On en obtient de bons effets dans le coriza & les céphalalgies

opiniâtres ; dans les affections foporeufes, les engorgemens féreux & les abfcès des finus frontaux ;
dans les ophtalmies invétérées, les douleurs des
oreilles & les autres fluxions opiniâtres de la tête.

Les poudres des bétoines, de la niéle, de la far-
riette, de l'écorce du maron d'inde font moins irritantes. On les préfére aux autres, lorfqu'on craint
de provoquer une hémorrhagie.

Celles du muguet entrent dans la compofition
des poudres capitales.

Les poudres de tabac & fur-tout celles de l'hellébore blanc font beaucoup plus irritantes que les
premiéres. La fumée des tabacs procure une falivation confidérable. L'abus de la fumée du tabac
a quelquefois été fuivi d'une grande conftipation.
Voyez entr'autres Morgagni, *de caufis & fedib.
morbor.*;

On préfére l'hellébore blanc, lorfqu'il s'agit de
procurer une vive fecouffe & de réveiller les refforts de la machine.

On emploie même fouvent ces remèdes en lavement dans l'afphixie, dans l'apoplexie féreufe
& dans la plupart des affections foporeufes qui attaquent les perfonnes graffes & pituiteufes.

§ II.

Des Sialagogues ou des Apophlègmatifans.

Le principe médicamenteux des plantes fialagogues a beaucoup de rapport avec celui des plantes *épicées* ; c'eft la raifon pour laquelle on pourroit fe fervir de celles-ci au défaut des premiéres ;
& nous ne les avons mifes à part, que par rapport
à l'excrétion pour laquelle on a coutume de les
préférer. Les plus ufitées font les fuivantes :
Anthemis Pyrethrum. . La Pyréthre.

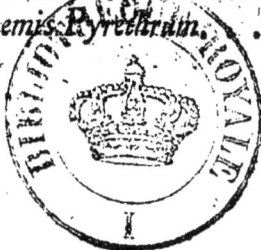

I

Valentina. . . . . La Pyrétre jaune de Va-
       lenciennes.
Chryfanthemum frutefcens. La Pyrethre des Canaries.
Buphtalmum arborefcens. . La Racine falivaire, ou la
       Pyréthre à feuilles re-
       tournées.

La maftication, & fur-tout la fumée de
plufieurs fubftances végétales, parmi lefqu'elles le
tabac eft le plus ufité, font rejetter une quantité
confidérable de falive; & cette excrétion réitérée
convient à tous les tempéramens humides & pituiteux, lorfque l'excès des férofités de la tête
fe porte en trop grande affluence fur la gorge &
les poumons.

La falivation eft encore utile à ceux qui habi-
tent dans des endroits humides & froids, pour fup-
pléer au défaut de tranfpiration qui donne naiffance à des douleurs vagues, à des catarrhes, à des
fluxions à la tête; ou pour purger cette partie des
férofités dont elle fe trouve furchargée. On emploie, dans ces différens cas, les poudres des plantes qu'on vient de citer : les perfonnes qui ne peuvent fupporter l'odeur narcotique du tabac ou qui
n'y font pas habituées, donnent pour cela la préférence à ces végétaux. (*a*)

SECTION IIe.

Des plantes qui ont la propriété d'évacuer les humeurs
de la poitrine.

Les remèdes qui ont la propriété de faire ex-

(*a*) La faponaire & le mercure font néceffaires, lorfque les
humeurs font imprégnées du virus vénérien. Le vinaigre, les
acides végétaux, le fyrop de mûres font fpécialement ufités
dant les maux de gorge gangréneux; lorfque les mucofités de
cette partie font putrides, & que les fymptômes de la gangrène commencent à fe manifefter.

pectorer, font adouciffans ou toniques. Les premiers font employés dans les toux d'irritation & les maladies analogues de la poitrine ; je leur donnerai le nom de béchiques doux ; les autres agiffent en donnant du ton aux organes de la refpiration ; je leur donnerai celui d'expectorans.

§. I.

Des Béchiques doux.

Les béchiques doux font utiles dans les maladies de la poitrine, toutefois qu'elles dépendent d'une irritation plus ou moins vive des organes de la refpiration, qui réfulte de la préfence de levains dartreux, ou d'humeurs âcres fixées fur la gorge, fur les bronches, fur les mufcles intercoftaux, fur le diaphragme, ou fur l'eftomac & les parties qui correfpondent avec les organes de la refpiration.

Lorfque ces levains font très-âcres ou très-exaltés, on emploie avec fuccès le lait d'amandes, le loock fimple, les huiles émulfives.

Dans le cas où la maffe des humeurs eft âcre, le régime adouciffant eft néceffaire & fuffit ordinairement pour opérer la guérifon. C'eft alors qu'on peut employer utilement, 1°. la fécule des plantes des §. 2 & 3. 2°. Les mucilages doux & gommeux. 3°. Les alimens doux, tels qu'on les trouve principalement dans les navets & le choux rouge.

Enfin dans le traitement des affections catarrhales, dans lefquelles on efpére la coction de l'humeur en furcharge ; on donne la préférence aux fubftances mucilagineufes & fucrées, qui accélérent cette coction, en facilitant les crachats, & provoquant en même-temps l'excrétion des urines. Telles font entr'autres celles qu'on retire des plantes fuivantes :

{ *Lichen Pixidatus.* . . Le Lichen pixide. *Gilib.*
{ *Adianthum nigrum.* . . Le Capillaire rouge.
{ . . *Capillus veneris.* Le Capillaire de Montpellier.

La racine de

Gicirrhiza glabra. . . . La Réglisse.

Les fleurs de

Cuscuta. . . . . La Cuscute.

Lonicera caprifolium. . Le Chévrefeuil.

Les infusions de ces fleurs, les décoctions de cette racine & des autres plantes mucilagineuses & sucrées, sont très-usitées dans les circonstances que nous venons de désigner. (1)

§. I I.

Des Expectorans.

Les expectorans sont plus actifs que les béchiques ; ils sont propres à diviser les humeurs & à provoquer le jeu des organes de la respiration. Quelques-uns d'entr'eux sont remarquables par leur saveur amère & nauséabonde qui existe principalement dans leurs feuilles vertes, mais qu'elles perdent par la désiccation ou par une forte ébullition. Elles ont au reste beaucoup d'analogie avec les plantes amères & fétides (§. 2.) & pourroient être également employées à l'extérieur. Telles sont entr'autres :

Tussilago farfara. . . . . Le Tussilage.

Petasites. . . . . L'Herbe au teigneux.

Gnaphalium dioicum. . . . La Perliére dioique.

Les infusions des fleurs de ces végétaux sont *atténuantes*, & conviennent particuliérement dans les congestions humorales & pituiteuses de la poitrine & des poumons.

Les autres expectorans sont légérement *aromatiques*, ils animent le jeu des vaisseaux sanguins, ils excitent la transpiration des poumons, & donnent de la moiteur à la peau. Ils conviennent spéciale-

---

(1) Voy. le §. 8. qui concerne les mucilages doux & sucrés.

ment dans les cas où la suppression de la transpiration a donné lieu aux toux, aux distillations de sérosités sur la poitrine, à l'asthme humide. Telles sont entr'autres,

Teucrium polium. . . .	Le Pouliot des montagnes.
Mentha pulegium. . . .	Le Pouliot.
Arvensis. . .	La Menthe des campagnes.
Clinopodium vulgare. . . . ⎫	
Incanum. . . . . ⎭	Les Clinopodium.
Majorana auriganum. . . . ⎫	
Auriganum humile. ⎭	Les Origans.

Ces plantes sortent de la famille des labiées, & ont beaucoup d'analogie avec les plantes camphrées. (sect. 3. §. 2. des plantes aromatiques.) On ne peut les employer, lorsque la poitrine est échauffée, lorsqu'on redoute les récidives de l'hemophtisie ; & dans la phtisie, sur-tout dès que le marasme, la fièvre lente & les sueurs colliquatives se manifestent. (1)

SECTION IIᵉ.

Des plantes émétiques.

On donne ce nom aux végétaux qui ont la propriété d'évacuer les humeurs contenues dans les premiéres voies. Les uns sont capables de purger la partie supérieure du tube alimentaire : les autres agissent successivement sur toutes les parties de cet organe.

§. I.

Des plantes émétiques.

Les plantes émétiques sont plus ou moins âcres,

_____

(1) Les vapeurs du vinaigre provoquent la toux & l'expectoration dans les affections catarrhales. L'oxymel scillitique & les différentes préparations scillitiques, sont les meilleurs expectorans auxquels on puisse avoir recours dans les pleurésies & péripneumonies batardes & les autres maladies de cette nature. (Voyez l'art. 2. du §. 2. concernant les plantes stimulantes.)

les unes font remarquables par l'amertume de leurs parties extractives. Les autres font âcres & la plûpart vireufes.

On doit ranger parmi les premiéres,

Serapias helleborine longifolia.	} Les Helleborines.
Latifolia.	
Adonis vernalis.	L'adonis printanniére. *Gilib;*
Les racines de	
Carlina nigra.	La Carline noire.
Viola rubra.	La Violette ypécacuanha.
Ypécacuanha.	L'ypécacuanha.
Les fleurs du	
Genifta tinctoria.	Le Genêt des Teinturiers.
Les feuilles de	
Arnica montana.	L'arnic des Montagnes.
Inula antidyffenterica.	L'inule antidyffentérique.

Diofcoride recommandoit la petite hellebore, à deffein de purger & d'évacuer la bile & la pituite dans la fiévre quarte, la manie, la mélancolie & l'épilepfie.

Les autres vomitifs font ufités dans les maladies qui dépendent d'un amas de fucs falivaires & de matiéres glaireufes fixées fur l'eftomac & la partie fupérieure des inteftins ; telles font *la coqueluche,* les vomiffemens pituiteux, la dyffenterie humorale, la lienterie, les affections humorales de la poitrine.

Ces mêmes vomitifs employés à petite dofe font *atténuans.* Les deux derniers font préférés dans les fiévres catarrhales. Ils augmentent la chaleur ; ils élevent le pouls & provoquent fouvent plufieurs excrétions à la fois, notamment celles de la tranfpiration & des crachats. Ces remédes font contraires dans les affections inflammatoires, bilieufes ou atrabilieufes, & dans toutes les éruptions qui portent un de ces caractéres.

Parmi les vomitifs âcres & vireux on diftingue

Digitalis gratiola. . .	La Gratiole.
Apocynum venetum. .	L'apocin de Vénife.
Dracena enfifolia. . .	La Dracène.
Yris fetidiffima. . . .	L'iris puante.
Veratrum album. . . .	L'hellebore blanc.

Ces vomitifs & notamment les quatre derniers font violens dans leurs effets. On les emploie rarement, fi ce n'eft pour évacuer des humeurs poifeufes ou atrabilieufes fixées fur les entrailles & qui occafionnent l'hypocondriacifme, la manie, la mélancolie, des fciatiques opiniâtres, des ulcéres dartreux invétérés, &c. ; fur-tout lorfque les purgatifs ordinaires ont été employés inutilement. On a fouvent vu de bons effets de l'ufage de l'apocin & de la gratiole employés fous ce rapport. Quant à l'iris puante, voyez l'art. 2. des plantes améres & fétides.

Les Anciens fe fervoient fouvent de l'hellébore blanc, pour purger les entrailles dans les cas que nous venons de citer ; & il en eft fouvent dans lefquels nous faifons la médecine trop doucement (1).

Codronchus a fait une favante differtation fur l'ufage de ce remède : mais en faifant le recueil des opinions des plus célèbres Médecins à ce fujet, il me femble qu'il a commis une erreur fur la dofe à laquelle on peut employer l'hellebore blanc. En effet, un ou deux grains de ce remède fuffifent ordinairement pour faire vomir, & ce n'eft que pour

---

(1) *Mollius hodiè medicinam facimus.* Vanfwieten.

Il y a des Praticiens qui n'ofent avoir recours à des remèdes énergiques que les circonftances exigent quelquefois. Ils fe reprocheroient perpétuellement les effets d'une fecouffe vive, néceffaire pour épuifer le foyer d'une maladie grave, & ils préfèrent fouvent un traitement palliatif, dans lequel *le* malade fuccombe infenfiblement !

des eftomacs très-difficiles à émouvoir qu'il eft
permis d'en augmenter la dofe. Voyez entr'autres.
Lorry, Vanfwieten, &c. fur l'utilité de ce puiffant médicament.

Théophrafte ajoutoit l'helléborine à l'hellébore
blanc pour faciliter le vomiffement.

Hipocrate mêloit un tiers d'hellebore blanc avec
deux parties d'helléborine. Il corrigeoit l'âcreté & la
virofité de ce remède au moyen d'une émulfion &
du vinaigre. *Hipocrates, ad Democritum.*

§. I I.

Des émético-catarctiques.

Lorfque la faburre eft répandue dans toute la longueur du tube alimentaire, on donne aux émético-
catarctiques, la préférence fur les plantes que nous
venons de défigner. Le principe médicamenteux
de ces végétaux eft uni à des parties extractives,
ainfi qu'on le voit dans,

Frangula integrifolia. . . . . . . La Bourgeine.
Cneorum tricoccos. . . . . Le Chamelée.

Ces deux plantes font très-actives & ne font recherchées que des Vétérinaires.

Ou le même principe eft attaché à une fubftance
féculenteufe, très-douce, & nourriffante, lorfqu'on
a eu foin de l'en féparer avec exactitude, ainfi qu'on
le trouve dans les plantes fuivantes :

Yxia crocata. . . . . } Les Yxia.
      Aloifolia. . . . . . }
Yucca gloriofa. . . . . . } Les Yucca.
      Aloifolia. . . . . . }
Convallaria polygonatum. . . Le fceau de Salomon.
Afphodelus lutæus. . . . . L'Afphodèle jaune.
Azarum europæum. . . . . Le Cabaret.
Sycios angulata. . . . . . Le Sycios.
Bryonia alba. . . . . . . La Couleuvrée.

Les yxia & les yucca font rarement employés. Les racines du lys-afphodèle & du fceau de Salomon, font diurétiques, lorfqu'on les emploie à petite dofe. La déficcation ou l'ébullition font évaporer le principe âcre dans lequel leur vertu émético-catarctique réfide, & il ne refte que leur fécule. On les a vantées dans le traitement de l'hydropifie.

On cultive le cabaret dans les pays chauds. Sa racine contient beaucoup de fécule & perd aifément fon principe médicamenteux par l'ébullition.

La racine de la couleuvrée eft préférée à la plupart de ces plantes pour détruire les congeftions humorales & pituiteufes des vifcéres. Elle eft très-utile, à petite dofe, pour opérer la fonte de ces humeurs, pour les détacher de la parois du tube alimentaire, & enfin pour les évacuer, en provoquant le vomiffement & les felles, lorfqu'on l'emploie à plus forte dofe. (1).

SECTION IVe.

Des plantes catarctiques.

On donne ce nom aux remèdes qui font deftinés à provoquer l'action du canal inteftinal, à précipiter les matiéres contenues dans fa cavité, & à les évacuer par la voie des felles.

Les catarctiques font indiqués lorfque ce vifcére renferme des matiéres corrompues, des humeurs altérées ou putrides, les produits des mauvaifes digeftions. L'indication de ces remèdes eft annoncée par le dégoût des alimens, la faburre de la langue, les laffitudes fpontanées, l'infomnie, &c.

_____

(1) Voyez à ce fujet, Ethmuller, & notamment les obfervations de M. Hartmant fur la racine de cette plante, à laquelle il a donné le nom d'ypécacuanha européen, & dont il a en même-temps développé les différentes propriétés.

Mais avant de se déterminer à la purgation, ce n'est pas assez d'en connoître le besoin ; il faut discerner la qualité de l'humeur à évacuer, & adopter le purgatif qui convient à l'âge, au tempérament, & à la nature de la surcharge.

Les principes médicamenteux des purgatifs sont unis à des parties extractives, ou à des substances résineuses, ou à des substances extracto-résineuses, ou au corps sucré, ou enfin à des mucilages. Nous séparerons ces végétaux en autant de classes particulières, que les bases de leur principe purgatif sont différentes.

§. I.

Des purgatifs âcres.

Cet article renferme tous les purgatifs dont le principe médicamenteux est attaché à une partie extractive. Parmi les plantes de ce genre, on distingue :

Rhamnus catarcticus.	Le noirprun.
Hypophaë rhamnoides.	L'Hypophaë.
Daphne mezereum.	La Lauriole.
Linum catarcticum.	Le Lin catarctique.
Gladiolus communis.	Le Glaïeul.
Iris germanica.	L'Iris d'Allemagne.
Mercurialis perennis.	
Annua.	Les Mercuriales.
Mas.	
Tamnus communis.	Le sceau de Notre-Dame.
Cyclamen europæum.	Le pain de Pourceau.

Ces sortes de purgatifs sont utiles pour évacuer les humeurs glaireuses & pituiteuses fixées sur le tube intestinal, & qui donnent lieu à l'oppression de poitrine, à l'asthme humide, aux empâtemens de la rate & du foie, qui sont accompagnés de l'édémacie des extrémités, de la bouffissure de la peau, de douleurs vagues, d'érésipéles édémateux, &c.

Ces remèdes sont contraires aux tempéramens nerveux, aux sanguins, aux bilieux & aux atrabilieux.

§. II.

Des purgatifs résineux.

Il existe dans les feuilles ou les racines de plusieurs végétaux, un principe âcre, attaché à une substance résineuse qu'on trouve dans beaucoup de plantes qui donnent un suc laiteux. Ces purgatifs sont connus sous le nom de purgatifs drastiques ou hydragogues, parce qu'ils évacuent spécialement les eaux ou les sérosités contenues dans les viscéres; les plus remarquables sont:

Convolvulus jeticu	Le Mécoacan.
Scammonia.	La Scammonée.
Soldanella.	La Soldanelle.
Sepium.	Les Liserons.
Arvensis.	
Alatus maximus purpureus.	Le Turbith.
Euphorbia lathyrus.	L'épurge.
Palustris.	La grande Ésule.
Cyparissias.	La petite Ésule.
Helioscopia.	Le Réveille matin.
Maritima.	L'Euphorbe de mer.
Peplus.	
Sylvatica.	Le Tithymale des bois.
Chamæcyse.	Le petit tytimale.
Jalappa officinalis.	Le Jalap.
Ferula ammoniacifera. . .	La Gomme ammoniaque.

Le genre des *convolvulus* fournit une grande quantité de purgatifs résineux très-usités, tels que le mécoacan, la scammonée, le turbith, &c. Ces purgatifs sont violens & doivent être pris à petite

dose. Il en est de même des différentes espèces de Ti-
thymale, que nous avons insérées dans cet article.
Mais il faut desfécher le suc de ces végétaux pour
en enlever une partie du principe âcre, dans lequel
leur vertu purgative réside. Dans quelques pays,
on vend le suc desféché de ces derniers, pour le
turbith, & il est plus âcre que ce remède.

Gilibert atteste que le truit de l'épurge est un
puissant émético-catarctique, & que sur plus de
cent personnes qui en avoient fait usage, un seul
fut attaqué d'inflammation aux intestins. Il est per-
suadé que ces remèdes préparés d'une manière convenable, produisoient de bons effets dans le traitement des maladies vénériennes, ainsi que la brione,
la coloquinthe, &c.

Desfault vante beaucoup les purgatifs contre ces
maladies : ces remèdes réitérés pendant un certain
temps, font la base du traitement qu'il adopte.
Quelques Praticiens préférent les bouillons de veau
avec les folécules & le quinquina. C'est sur-tout
dans les maladies vénériennes invétérées, que cette
méthode curative peut être employée avec succès.

Le jalap & la gomme-ammoniaque font particuliérement employés dans les engorgemens séreux
du tube alimentaire & des parties voisines, pour
évacuer les eaux ou les sérosités qui y font contenues. Ces remèdes font moins actifs & moins irri-
tans, que les hydragogues précédens : ils font admi-
nistrés avec succès dans l'hydropisie ascite, dans
l'hydropisie de poitrine, dans l'édémacie & la bouffissure de la peau, chez les personnes phlegmatiques,
cacochymes & foibles ; mais ils ne conviennent pas
aux tempéramens secs, aux mélancoliques ou aux
atrabilieux, dans les épanchemens séreux desquels,
les humectans, les adoucissans & les légers apéritifs
méritent la préférence.

On

On mêle quelquefois le jalap avec les spiritueux, & ces eaux-de-vie purgatives sont sur-tout utiles lorsque les forces des hydropiques sont languissantes ; que les premiéres voies sont très relâchées ; & que le canal intestinal est distendu par la grande quantité d'air & de sérosités.

Les habitans des campagnes se servent souvent de la seconde écorce de sureau, dans les mêmes circonstances ; & les effets en sont les mêmes que ceux des autres drastiques.

La gomme ammoniaque administrée à petite dose, est un excellent fondant. On la mêle souvent avec le savon, la scille, le tréfle d'eau, &c. & l'on en forme des pilules généralement adoptées dans le traitement des maladies que je viens de citer.

§. III.

Des purgatifs extracto-résineux ou des cholagogues.

On donne le nom de cholagogues aux purgatifs amers qui ont spécialement la propriété d'évacuer les humeurs bilieuses répandues dans les premiéres voies. C'est dans la partie extracto-résineuse de ces végétaux que réside leur amertume, & leur vertu purgative, dans leur extrait ; les plus usités sont :

Elleborus niger.	L'Éllebore noir.
Viridis. . . .	L'Ellebore vert.
Fetidus. . . .	Le Pied-griffon.
Momordica elaterium. .	Le Concombre sauvage.
Cucumis colocynthis. .	La Coloquinthe.
Aloe vulgaris.	L'Aloes commun.
Coluthœa vesicaria. . .	Le Baguenaudier.
Cassia senna.	Le Senné.
Globularia alypum. . .	Le Senné des Provençaux.
Rheum rhaponticum. . .	Le Rapontic.

H

Undulatum. . La Rhubarbe de Moſcovie.

Palmatum. ... La Rhubarbe de la Chine.

Ces plantes, ſur-tout les derniéres, étant employées à petite doſe, ſont ſtomachiques & toniques, comme toutes celles qui ſont améres. La plupart d'entr'elles ont la propriété de faire périr les
vers, en détruiſant ou en enlevant le foyer de ces
inſectes. La vertu purgative des rhubarbes, du baguenaudier & des ſennés eſt plus foible que dans
l'aloes, & notamment dans la coloquinthe. Le ſenné
procure ſouvent des coliques en purgeant. L'aloes
& la coloquinthe entraînent plus de bile; une trop
forte doſe d'aloes, ou un long uſage de ce remède
porte ſouvent ſon impreſſion ſur les voies urinaires,
ou détermine les hémorroïdes chez les perſonnes
qui y ſont ſujettes. Le ſyrop de fleur de pêcher eſt
amer, purgatif & vermifuge.

L'abus des purgatifs, dans les fiévres intermittentes, les fait ſouvent dégénérer en quotidiennes &
en continues-rémittentes. Cette obſervation faite
par Galien, n'eſt pas aſſez connue de tous les jeunes Praticiens. L'émétique eſt préférable dans ces
fiévres opiniâtres. En le réitérant même, lorſqu'il
en étoit beſoin, j'en ai toujours obtenu de bons
effets.

§. I V.

Des Minoratifs aſtringens.

Il y a quelques végétaux purgatifs auxquels eſt
attaché un principe aſtringent, duquel ils tiennent
la ſaveur ſtyptique qui leur eſt particuliére. Ces légers purgatifs ont la propriété de reſſerrer le canal
inteſtinal, en s'oppoſant en même-temps à la dé-
génération putride des humeurs qu'il renferme:
les plus uſités ſont:

Myrobolani. . . . . Les Myrobolans.

Tamarindus indica. . . . . . . Les Tamarinds.

Rosa alba. . . . . La Rose pâle.

Ces minoratifs antiseptiques sont préférés à tout autre purgatif, lorsqu'on craint d'irriter les entrailles, & que le couvage d'une saburre putride ou altérée exige la purgation : on les emploie particuliérement dans les fiévres putrides & *mésentériques* ; & généralement dans les diarrhées, les lientéries & les dyssentéries bilieuses & putrides, lorsque l'état inflammatoire des entrailles ne permet pas d'avoir recours aux émétiques ; ou enfin, dans le cours, ou sur le déclin de ces maladies.

§. V.

Des Minoratifs doux.

Dans quelques végétaux, un principe âcre uni à des mucilages ou au corps sucré, leur donne une légére vertu purgative. Tel est le mucilage des

Mercurialis perennis. . . . . }
Annua. . . }Les Mercuriales.
Mas. . . . }

Chænopodium bonus henricus. Le bon-Henri.

Tel est encore le corps sucré des

Cassia fistula. . . . . La Casse.

Fraxinus ornus. . . . . . . La Manne.

Les mercuriales & le bon henri perdent leur principe âcre & fade par l'ébullition ; il ne leur reste qu'un mucilage doux, & alors elles peuvent rentrer dans la classe des émolliens. Ces plantes détersives & laxatives sont le plus souvent employées en lavement pour entraîner les glaires & les matiéres arrêtées dans la partie inférieure des intestins.

La casse se rancit en vieillissant & a quelquefois donné lieu à des superpurgations & à des coliques flatulenteuses.

La manne *en sorte* & telle qu'on la détache de

l'arbre qui la porte , est plus purgative que celle qui a subi l'ébullition. Les Anciens mêloient la cuscute , le polypode & les autres substances végétales douces & sucrées avec leurs purgatifs , pour en diminuer la saveur dégoûtante. On préfére la manne , qui a , en outre , la vertu purgative ; & on l'administre quelquefois seule, notamment aux personnes nerveuses & délicates.

SECTION V^e.
Des plantes Diurétiques.

On donne ce nom aux végétaux capables d'augmenter l'excrétion des urines. Ces diurétiques sont rafraîchissans , ou échauffans ; ou ils portent leur action sur plusieurs organes excrétoires , en provoquant sur-tout la sortie des urines. On doit pour cela les diviser en trois classes ; la première renferme les diurétiques froids ; la seconde , les diurétiques chauds ; la troisiéme , les plantes apéritives.

§. I.
Des Diurétiques froids.

On sait que l'impression du froid sur la peau resserre plus ou moins cet organe ; que la transpiration externe est alors diminuée ; & que souvent il en résulte une augmentation des urines qui compense le défaut de l'excrétion cutanée.

L'impression des substances froides sur la surface du tube alimentaire produit le même effet par rapport à la transpiration intérieure de ce viscére : l'eau-froide, les liqueurs à la glace, les boissons aigrelettes & rafraîchissantes , les sels de nitre , &c. pris intérieurement, occasionnent de même une augmentation plus ou moins sensible des urines.

Outre les moyens dont on vient de faire mention , il y a des végétaux qui peuvent rafraîchir les

entrailles, & augmenter la même excrétion. Ces
végétaux renferment un mucilage léger, doux,
favonneux ; & la plûpart d'entr'eux contiennent
une petite quantité de fel de nitre qui eſt également diurétique. Les plus remarquables des diurétiques froids & mucilagineux ſont :

Sedum ſempervivum tectorum.	} Les Joubardes.
Arachnoïdeum.	
Chryſoſplenium oppoſitifolium.	La Saxifrage dorée.
Saxifraga Cotyledon.	
Cot. pyrenaica.	
Cot. anguſtifolia.	
Cot. pyramidalis.	} Les Saxifrages.
Craſſifolia.	
Rotundifolia.	
Granulata.	

Les diurétiques favonneux & nitrés ſont :

Parietaria officinalis.	La Pariétaire.
Borrago officinalis.	} Les Bourraches.
Orientalis.	
Lycopſis arvenſis.	} Les petites Bourraches.
Orientalis.	
Anchuſa officinalis.	
Undata.	} Les Bugloſes.
Semper-virens.	
Aſperugo procumbens.	La petite Bugloſe.
Pulmonaria officinalis.	} Les Pulmonaires.
Orientalis.	
Echium vulgare.	
Anguſtifolium.	} Les Vipérines.
Creticum.	
Violaceum.	
Lythoſpermum officinale.	} Les Grémils.
Purpureo-Cæruleum.	

Cynoglossum officinale. . .
 Offic. cæruleum. . . } Les Cynoglosses.
Chæri-folium. . .

Le suc de Joubarde étoit recommandé par les Anciens dans le traitement des fiévres ardentes. On la cultive sur les toîts des chaumiéres, en la considérant comme un sûr *paratonnére*, ou comme un remède propre à détruire les verrues (1).

Les saxifrages ont les mêmes vertus à raison de leur mucilage doux & étendu dans une grande quantité d'eau. Elles conviennent dans les affections sabuleuses des voies urinaires qui sont accompagnées d'ardeur, d'éréthisme; ou qui sont occasionnées par la présence de levains dartreux ou de matiéres ichoreuses déposées sur les organes qui séparent ou contiennent les urines.

Les borraginées conviennent dans toutes les maladies inflammatoires, & notamment dans celles des viscéres du bas ventre. Leur suc est très-adoucissant, très-savonneux & rafraîchissant; on l'emploie utilement dans la dysurie, dans la strangurie, dans les coliques néphrétiques, & même dans les gonorrhées accompagnées de l'éréthisme & des douleurs vives des parties affectées.

Ces mêmes plantes, ou leurs sucs, & notamment ceux de la bourrache, de la buglose ou de la pulmonaire, produisent de bons effets dans les maladies atrabilieuses, & dans les cas où il y a trop d'ardeur, de tension ou d'éréthisme.

Baglivi recommande particuliérement la bourrache dans la toux séche & les maladies de la poitrine. Ces remèdes procurent une augmentation des urines qui tourne toujours à l'avantage des or-

---

(1) Voyez entr'autres Ethmuller.

ganes de la respiration. Ils sont contraires aux tempéramens froids & cacochymes.

Les fleurs des bourraches & des bugloses sont très-adoucissantes. Quelques-uns croient qu'elles contiennent un principe narcotique. On les mêle avec les fleurs de coquelicot, de molaine, &c. auxquelles on a donné le nom de fleurs pectorales. C'est moins à raison du principe narcotique de ces végétaux, que pour leur propriété adoucissante, qu'on les emploie dans la toux séche & dans les cas où il y a une irritation plus ou moins considérable sur les différens organes.

L'extrait de bourrache & celui de cynoglosse sont regardés comme *calmans* par plusieurs Praticiens, qui les emploient avec succès dans les maladies des voies urinaires. Ce dernier entre, avec la jusquiame, dans la composition des pilules de son nom. Ces pilules sont propres à procurer du calme, du repos & du sommeil aux pulmoniques.

§. II.

Des diurétiques chauds.

Les diurétiques chauds contiennent la plupart une partie extractive unie à une certaine quantité d'un principe amer. Tels sont entr'autres :

Centaurea calcitrapa.	La Chauffe-trape.
Cyanus	La Casse-lunette.
Physalis alkékengi.	L'alkekenge.
Spirea philippendula.	La Philippendule.
Ribes nigrum.	Le Cassis.
Ligusticum livesticum.	La Livêche.
Scandix chærefolium.	Le Cerfeuil.
Humulus lupulus.	Le Houblon.
Asparagus officinalis.	} Les Asperges.
Sylvestris.	
Ruscus aculeatus.	} Les Houx-frelons.
Racemosus, &c.	

Camphorofma monfpeliaca. La Camphrée.

Ces végétaux conviennent pour déterger, pour diffoudre les matiéres glaireufes qui enduifent & obftruent le tube alimentaire & les canaux excré- toires; & particuliérement dans les engouemens humoraux des vifcéres, chez les tempéramens foi- bles, froids, pituiteux & cacochymes.

On ajoute à l'efficacité de ces diurétiques au moyen de l'ufage des plantes *camphrées* ou des *car- minatives*, fuivant les circonftances qui peuvent en. déterminer l'ufage.

Les plantes qui contiennent le corps fucré ont également la propriété d'échauffer, d'atténuer les humeurs vifqueufes, de faciliter l'expectoration & fur-tout de provoquer l'excrétion des urines.

C'eft à raifon de ce principe, que le poiré, le vin blanc, l'efprit-de-vin étendu dans une diffolution de fucre, font auffi diurétiques, & produifent de bons effets dans les fiévres intermittentes bilieu- fes. Hipocrate confeilloit le vin-blanc dans le trai- tement de ces fiévres. J'ai vu de très-bons effets du vin-blanc & du poiré en fermentation dans le traitement des fiévres putrides & bilieufes, après l'effet d'un vomitif, tandis que les fébrifuges & les amers augmentoient les accès, & prolongoient la fiévre.

Ces boiffons font toniques, antifeptiques & très - diurétiques. Quelques perfonnes ajoutent la pimpernelle au vin blanc, & cette infufion leur paroît préférable dans le traitement de ces fiévres.

§. III.

Des plantes Apéritives.

Les plantes qui contiennent un extrait favon- neux, doux dans quelques-unes, un peu âcre ou amer dans les autres, ont été rangées dans la claffe des *apéritifs.* Cependant, comme la plupart d'entr'elles ont beaucoup d'analogie avec les plantes améres (S. 1.), ou avec les diurétiques chauds (S. 2.). Nous nous contenterons d'en citer ici les principales ; en déterminant ensuite les circonstances favorables à l'usage de ces végétaux.

Les apéritifs doux & savonneux font les plantes qui suivent :

Chelidonium majus.	} Les Eclaires.
Quercifolium.	
Fragaria sterilis , &c.	Les Fraisiers.
Anonis arvensis.	} Les arrêtes-bœuf.
Tridentata , &c. . .	
Bellis perennis , &c.	Les Pâquerettes.
Rubia tinctorum sativa. . . .	} Les Garances.
Peregrina.	
Cineraria maritima.	La Jacobée de mer.

Les plus remarquables des plantes apéritives & qui ont une légère amertume, font les suivantes :

Anemone hepatica.	L'Hépatique.
Asplenium scolopendrium. .	La Scolopendre.
Ruta muraria. . . .	La Sauve-vie.
Eryngium planum.	} Les Panicauts.
Campestre , &c. . .	
Eupatorium cannabinum. . .	L'Eupatoire.
Achillæa ageratum.	L'Eupatoire de Mesuè.
Athamantha libanotis. . . .	} Les grands Persils
Oreoselinum.	des montagnes.
Cretensis.	
Apium petroselinum. . . .	} Les Persils.
Petroselinum crispum.	

L'arrête-bœuf, les éclaires, la scolopendre, les panicauts, font particulièrement employés contre les engouemens séreux ou pituiteux du foie, avec la pâleur de la peau ou la jaunisse, l'édémacie des extrémités inférieures.

La rüe des murailles, ou la sauve-vie, est vantée contre les engorgemens féreux & pituiteux des poumons, & la phtifie tuberculeufe.

La qualité favonneufe de la jacobée maritime, & fur-tout de la garance, eft très-connue. Ces dernières plantes, en favorifant l'excrétion des différentes humeurs, provoquent fpécialement celle des règles.

Les eupatoires, l'hépatique, font capables de donner du ton à la fibre, d'animer la circulation, & de faciliter les différentes excrétions. On les emploie avec fuccès à la fin des fiévres intermittentes pour détruire les empâtemens des vifcéres, & prévenir l'épanchement des férofités fous la peau ou fur ces organes.

Les perfils font diurétiques & apéritifs. Le perfil commun appliqué fur les tumeurs qui réfultent d'un coup, d'un contre-coup, d'une chûte, &c. eft un des plus puiffans réfolutifs. On l'emploie encore avec fuccès fur les tumeurs laiteufes.

En général, les apéritifs conviennent fpécialement contre les empâtemens des vifcéres; dans les engouemens & les furcharges d'humeurs vifqueufes & pituiteufes; dans la cacochimie & contre les pâles couleurs; dans les obftructions du foie, de la rate & de tous les principaux corps glanduleux; contre l'ictère, la jauniffe, les taches fcorbutiques de la peau; contre la conftipation avec la bouffiffure des extrémités, ou la leucophlegmatie; & contre les différentes affections chroniques, qui tiennent au défaut de la circulation ou de la dépuration des vifcéres. L'effet principal de la plupart des apéritifs fe manifefte du côté des excrétoires de l'urine.

SECTION VIe.

Des plantes Emménagogues.

Avant d'entrer dans le détail des emménagogues,

il eſt bon de faire quelques obſervations ſur les cauſes qui peuvent retarder l'éruption des menſtrues, ou diminuer ou ſupprimer cette excrétion, lorſqu'elle eſt une fois établie.

On ſait que les menſtrues ont une époque aſſez uniforme pour leur apparition, leur retour, & leur ſuppreſſion chez toutes les perſonnes ſaines. S'il y a quelque difficulté ou dérangement à cet égard, ils réſultent de la mauvaiſe diſpoſition des ſujets, ou de l'impreſſion de quelque cauſe morale ou phyſique.

Cette excrétion eſt facile dans les femmes ſanguines, à moins qu'elle ne devienne trop conſidérable, ou que le cours du ſang ne ſoit dévoyé.

Il n'en eſt pas de même pour les perſonnes nerveuſes ou atrabilieuſes, pour celles qui ſont pituiteuſes & cacochymes : car la diſpoſition naturelle des individus eſt ſouvent un des principaux obſtacles à l'apparition ou au retour des menſtrues. Dans les premiéres, la trop grande mobilité du genre nerveux, ou la trop grande ſéchereſſe de la fibre jointe à la viſcoſité du ſang, exigent le ſecours des délayans, des bains, des calmans.

Les femmes pituiteuſes ont beſoin de remèdes toniques, ſtimulans & atténuans.

La ſuppreſſion des règles après une maladie quelconque ſe traite avec ſuccès, en ſuivant les indications que préſentent l'état actuel des ſolides, la force vitale des viſcéres, & l'altération particuliére des humeurs.

Ainſi, les fébrifuges ſuffiſent ſouvent pour provoquer l'excrétion des règles interceptées pendant le cours des fiévres intermittentes. Ainſi les préparations martiales ou les eaux ferrugineuſes ſont très utiles aux convaleſcentes, lorſque le jeu des vaiſſeaux eſt foible, & qu'il n'y a plus aucun vice humoral. Ainfi les calmans conviennent, pour rappeller les menftrues fupprimées par quelque vive affection nerveufe ; les bains des jambes & les légers fortifians, lorfque la fuppreffion a eu lieu par l'impreffion du froid fur les extrémités. Ainfi la faignée & les délayans font néceffaires avec la diéte, lorfque la diftenfion trop confidérable des vaiffeaux fanguins eft un obftacle à l'éruption du fang, &c.

Il y a donc beaucoup de moyens de rappeller ou d'établir les menftrues, fuivant les tempéramens & les circonftances ; & il y auroit un grand inconvénient à ne reconnoître qu'une feule claffe d'emménagogues de la même nature. D'ailleurs nous avons obfervé que les crucifères opérent la fonte du fang, animent la circulation, & font de puiffans emménagogues, lorfqu'ils font employés à propos.

Il en eft de même des plantes améres, camphrées, carminatives, &c. qui ne peuvent agir fur le fyftême vafculeux en élévant le pouls, fans contribuer à augmenter les différentes excrétions, notamment la tranfpiration & les régles.

Après avoir noté les feconds effets de ces végétaux dans l'économie animale, il nous fuffira de rappeller dans la lifte des emménagogues, quelques médicamens qui, par leur nature, ne pouvoient avoir place à côté de ceux que nous venons de citer, & qui cependant jouiffent d'un certain crédit, aux yeux des Praticiens ; foit par la propriété que plufieurs ont d'atténuer le fang & de provoquer cette éruption ; foit par la qualité échauffante des autres, qui font capables de raréfier le fang, de diftendre les vaiffeaux fanguins, & d'ouvrir les canaux qui fervent fpécialement à cette excrétion.

§. I.

Des Emménagogues résineux.

Les remédes que nous propofons ici, ont la propriété d'atténuer le fang pituiteux, de divifer les glaires répandues dans les différentes parties du corps, d'animer la circulation & de provoquer l'excrétion des règles. On les emploie ordinairement avec le favon ; tels font entr'autres :

Affa fetida.
Bdellium.
Sagapenum.
Galbanum.
Ariftolochia clematitis. . . . L'Ariftoloche.
Curcuma radice rotundiore. Le Saffran batard.

On croit que le genre du *ferula* renferme les plantes qui fourniffent le *bdellium* & le *fagapenum* ; que le *galbanum* eft tiré d'une efpèce *d'oreofelinum* ; & l'*affa fetida*, d'une plante ombellifére qui a beaucoup de rapport à la livêche. Ces gommes réfines font améres, atténuantes & emménagogues. Avant d'employer ces fondans, il eft bon de purger le tube alimentaire, & d'évacuer les humeurs glaireufes qui enduifent la parois interne de ce vifcére. Les plantes crucifères & les favonneufes ajoutent à l'efficacité des fondans qu'on emploie enfuite.

§. I I.

Des Emménagogues fétides.

Les plantes de cette claffe font remarquables par leur odeur fétide ; par leur faveur amére & défagréable ; par la chaleur qu'elles augmentent, & par la vîteffe qu'elles procurent au fang, en animant le jeu des vaiffeaux.

Les plus remarquables font :

Ruta graveolens. . . . . . . ⎱ Les Ruës.
 Sylveftris. . . . . . . ⎰

Matricaria parthenium. . . .
   Parthenium flosculosum. } Les Matricaires.
Artemisia vulgaris. . . . . L'Armoise.
Marrubium album. . . . . Le Marube blanc.
Juniperus Sabina. . . . . . La Sabine.
Le principe odorant des suivantes est narcotique.
Dictamnus albus. . . . . . La Fraxinelle. *Eth.*
Calendula arvensis. . . . .
   Officinalis. . . . . . } Les Soucis.
Cheiranthus cheiri. . . . . .
   Cheiri multiplex. . . . } Les Ravenelles.
Crocus indicus. . . . , . . Le Saffran oriental.

Les premiéres de ces plantes font usitées dans les affections hystériques compliquées avec la suppression des règles.

Les secondes font préférées, ainsi que le syropdiacode, pour provoquer l'excrétion des règles, lorsque les spasmes, les douleurs, & la trop grande irritabilité de la matrice s'opposent à la sortie du sang.

On se sert des mêmes végétaux pour provoquer les lochies dans les circonstances que nous venons de désigner. L'abus de ces remèdes échauffe trop les entrailles ; raréfie beaucoup le sang & a quelquefois donné lieu à des pertes.

SECTION VII.

Des Plantes propres à augmenter l'excrétion des humeurs de la peau.

Les plantes qui ont la propriété d'augmenter la transpiration, font connues sous le nom de *diaphorétiques* : on donne celui de *sudorifiques* à celles qui font capables de provoquer les sueurs.]

§. I.

Des plantes diaphorétiques.

La plupart des plantes de cette classe font plus ou

moins déterfives & atténuantes. Les unes font employée extérieurement en cataplafme ; pour relâcher la peau, détacher les couches de l'épiderme,
nettoyer cet organe & augmenter la tranfpiration ;
tels font entr'autres :

Hedera arborea. . . . . Le Lierre.

Betula alnus. . . . . . } Les Aunes.
   Alnus laciniata. }

Sambucus ebulus. . . . } Les Hyébles.
   Ebulus humilis. }

Les autres qui font propres à attenuer & divifer
le fang & les humeurs, à les porter à la peau, & à
ouvrir les pores de cet organe, ont une légére
amertume, & fourniffent dans leur diffolution
par l'eau, des floccons blanchâtres plus ou moins
favonneux, telles font :

Centaurea benedicta. . . Le Chardon bénit.

Arctium lappa major. . } Les Bardanes.
   Minor. . . . . }

Scabiofa arvenfis. . . . } Les Scabieufes.
   Pratenfis, &c. . . }

Lavandula ftechas. . . . Le Stechas.

Spirea ulmaria. . . . . L'Ulmaire.

Sambucus nigra. . . . . }
   Vulgaris viridis. . } Les Sureaux.
   Racemofa, &c. . . }

Ulmus campeftris. . . . }
   Latifolius. . . . } Les Ormes.
   Pyramidalis. . . }

Hieracium pilofella. . . . La Pilofelle.

Les feuilles du lierre entretiennent l'humidité des
égouts & des ulcéres cutanés. Les feuilles des choux-
verts, des bettes, attirent les humeurs à la peau des
perfonnes chez lefquelles la galle de la tête eft féche. Les feuilles des bardanes vertes occafionnent
fouvent un fuintement confidérable fur les jambes

édémaciées. Les bains avec les feuilles d'aune ou d'hyéble font très-utiles dans la paralyfie qui réfulte de la transpiration fupprimée par le froid.

La décoction de la pilofelle & de la feconde écorce des différentes efpèces d'orme, eft très-favonneufe & adouciffante. Elle convient dans les maladies occafionnées par la préfence de matiéres ichoreufes fur les différentes parties du corps, & notamment dans le traitement des affections dartreufes & galeufes invétérées.

Les décoctions ou les infufions des autres plantes diaphorétiques contribuent particuliérement à atténuer la maffe des humeurs. On les emploie avec fuccès dans le traitement des maladies cutanées, pour fervir à la dépuration de la peau. On coupe ces infufions ou décoctions avec le lait ou avec les bouillons de Veau, lorfque les humeurs font âcres ou exaltées.

§. II.
Des plantes Sudorifiques.

Ces plantes contiennent des fubftances extracto-réfineufes : leur faveur eft amére : elles font plus échauffantes que les précédentes. Elles élévent le pouls, & provoquent fouvent les fueurs, fur-tout lorfqu'on les prend à une certaine dofe.

Les plus remarquables de ces végétaux font :

Buxus femper virens.	
Minor.	Les Buis.
Variegata.	
Anguftifolia. .	
Juniperus communis.	Le Géniévrier.
Les racines des	
Contrayerva.	Le Contrayerva.
Smilax afpera.	La Squine.
Salfaparella. . .	La Salfepareille.

Les

Les bois des

Guaïacum. . . . . Le Gaïac.

Saffafras . . . . Le Saffaffras.

On préfère les plantes fudorifiques dans le traitement des maladies occafionnées par des humeurs troides & vifqueufes ; & notamment pour terminer la cure des maladies vénériennes, lorfqu'elles ont réfifté au mercure, & qu'on remarque cette efpèce de dépravation dans la maffe des humeurs.

La *diète blanche* ; un régime humectant & adouciffant ; une température humide & chaude ; l'air de la mer, dans une faifon favorable ; un exercice modéré, fecondent efficacement l'action des diaphorétiques ou des fudorifiques. Dans les pays chauds, on augmente prodigieufement la fueur au moyen des étuves & des bains tiédes. On ne fe tert fouvent même que de ces moyens pour guérir la vérole.

Amatus Lufitanus fuppléoit au gayac & aux autres fudorifiques, au moyen du buis dont il fait l'éloge dans le traitement des affections vénériennes.

On attribue aux baies du génévrier, la propriété d'exciter à la fois la falivation, les règles & les urines. Le vin blanc ajoute beaucoup à la vertu diurétique de ce médicament.

En général, les plantes camphrées, les aromates & les ombelliféres ont toutes la propriété d'animer le jeu des vaiffeaux & d'augmenter la tranfpiration ou les fueurs.

Les fudorifiques font contraires lorfque les humeurs font âcres, exaltées ou putrides ; ainfi que dans le traitement des maladies inflammatoires, des affections bilieufes ou atrabilieufes, & de toutes les fièvres eruptives qui portent un de ces caractéres.

I

ORDRE IVᵉ.

Des Plantes & substances végétales nuisibles ou pernicieuses.

On doit ranger dans cette famille, tous les végétaux dont les principes, loin de pouvoir être de quelque utilité dans l'économie animale, y occasionnent plus ou moins de trouble, en attaquant ou en détruisant le principe de la vie.

Si l'on considére la nature de ces substances végétales, on trouve que leurs principes délétéres font âcres, ou vireux, ou fétides & corrompus.

Mais quel est ce principe âcre du colchique, des douves, de l'anthéric ? quels font les élémens de cet être fade & vireux attaché à l'hellébore blanc, à l'iris puante, aux aconiths, au raisin de renard, à la cigue & aux plantes narcotiques ? Quel est le dégré d'altération que les substances végétales éprouvent en passant de leur parfaite maturité à la pourriture : & qu'elle est la nature des émanations septiques des végétaux ? Pourquoi une plante vénéneuse agit-elle plûtôt sur le bœuf, sur le chien, &c. que sur autre animal ? Pourquoi le persil que l'homme prend impunément, fait-il périr le perroquet ?

Quoique la chymie nous donne plus ou moins d'apperçus sur la nature de ces différentes substances délétéres, cependant on n'en a pas fait une analyse complete. C'est pour cela que nous ferons forcés de nous écarter ici de la méthode que nous avons adoptée, en classant les végétaux d'après leurs principes & leurs vertus; & nous ne suivrons ce système à l'égard des plantes vénéneuses, que lorsque nous aurons quelques données sur la nature des substances nuisibles ou préjudiciables qui entrent dans leur composition.

Ainſi, en nous attachant autant à claſſer ces ſubſtances végétales d'après les effets qu'elles produiſent dans l'économie animale, que ſur les connoiſſances que nous pouvons avoir ſur la nature de leurs principes nuiſibles; nous rangerons dans la premiére claſſe, les plantes qui ſont préjudiciables aux animaux; & nous rapporterons à la ſeconde, les ſubſtances végétales qui ſont plus ou moins pernicieuſes à l'homme.

SECTION Iʳᵉ.

Des Plantes pernicieuſes aux différentes eſpèces d'Animaux.

Il y a pluſieurs plantes préjudiciables ou pernicieuſes pour les animaux. On ne ſe perſuadera pas que ces plantes n'aient qu'un ſeul & même principe duquel elles tiennent leur vertu délétére; car alors elles agiroient indiſtinctement ſur les différentes eſpèces d'animaux. Le choix des vermifuges n'eſt pas indifférent, ſuivant l'eſpèce de ver qu'on ſe propoſe de détruire. En cherchant à déterminer les qualités délétéres des végétaux, il faut donc principalement les conſidérer dans leurs effets, par rapport à la diſpoſition particuliére de l'animal auquel ils peuvent porter préjudice.

Ainſi ſans chercher à déterminer quel eſt le principe nuiſible de telle ou telle plante pour un animal, & quel eſt ſon mode d'action; nous nous bornerons à donner la liſte de ces plantes, en commençant par celles qui ſont préjudiciables aux inſectes ou aux reptiles.

§. I.

Des Végétaux pernicieux aux inſectes & aux reptiles.

Les végétaux préjudiciables à ces différentes eſpèces d'animaux ſont:

I 2

Aux poux,
>Delphinium Staphifagria. . . Le Staphifaigre.
Aux puces,
>Inula pulicaria. . . . . La Pulicaire.
Aux petits vers de la peau,
>Ilex robur. . . . . . Le jet de chefne. . . Joël.

Voyez la Section des plantes aftringentes.

Aux vers ronds,
>Fucus hemitocarpon. . La Coraline de Corfe.

Voyez les amers vermifuges.

Aux afcarides,
>Aloe vulgaris. . . . . . L'Aloès commun.

Voyez l'article des purgatifs extracto-réfineux.

Au ver folitaire,
>Ricinus major. . . . . L'Huile de ricin.

Voyez l'article des plantes émétiques âcres.

Aux crapauds, aux lézards, &c.
>Nicotiana tabacum. . . Le Tabac.

Voyez l'article des plantes vireufes & narcotiques.

Aux poiffons,
>Menifpermum canadenfe. . La coque du levant.

On affure que les fruits des tithimales & les baies
d'if ont la même propriété.

§. I I.

Des Végétaux pernicieux aux volatiles & aux qua-
drupèdes.

Les végétaux de ce paragraphe font pernicieux
au perroquet,
>Apium petrofelinum. . . Le Perfil.

Voyez le §. 3 des plantes apéritives.

Aux volatiles,
>Aſtæa, feù Cryſtophoriana. . . . Les Baies de l'Aſtæ.

Voyez les Mém; de l'Acad; des Sciences, année
1739.

A la poule,

Paris quadrifolia. .... Le raiſin de Renard.

A la poule d'Inde,

Digitalis purpurea. .... La digitale.

Académie des Sciences. Voyez l'article 2 des plantes améres & fétides.

A la brébis,

Anthericum ramoſum.
Liliago. .... } Les Anthérics.

Ranunculus flammula.
Lingua. .... } Les Douves.

Voyez l'article des plantes Véſicatoires.

A la chèvre,

Coriaria. .... Le fruit du Rédoul.

Voyez les Mémoires de l'Académie des Sciences, année 1748.

Cette plante rentre dans la claſſe des aſtringentes.

Au chien,

Apocynum venetum. ...... L'Apocin de Veniſe.

Melia Azedarach. .... L'Azédarach.

Ceraſus Lauro-ceraſus. ..... Le fruit du Lorier cériſe. *Lanſgrich.*

Solanum arboreſcens indicum. ... La noix vomique.

Cette noix eſt auſſi nuiſible à l'homme, & fait périr les volatiles, après des angoiſſes conſidérables.

Au bœuf,

Taxus baccata. .... L'If.

Au loup,

Aconithum lycoctotonum.
Lycoct. majus. .... } Les Aconiths.

Aux animaux féroces,

Veratrum album. .... L'hellébore blanc.

Les Indiens trempent leurs flèches dans les ſucs de cette plante, du napel & du colchique pour faire périr les animaux qu'ils peuvent bleſſer.

Les Anciens donnoient le nom de *Thora* ou de toxique à leurs compoſitions vénéneuſes qu'ils défignoient encore fous celui d'*hélénium* ou de *vele-nium*. Ils avoient beaucoup de confiance dans les propriétés d'un mélange fait avec les noix, les figues sèches & les feuilles de la rhue, pour fe préferver de l'impreffion de ces toxiques. *Hyer, Mercurialis, de Venenis, Lib. I. C. XVIII.*

<h2 style="text-align:center">SECTION IIe.</h2>

Des fubftances végétales nuifibles ou pernicieufes à l'homme.

On doit ranger les fubftances de cette nature en trois claffes : la premiére renferme les plantes altérées dans le cours de la végétation; ainfi que les fubftances nourriciéres parvenues à un point de corruption, où elles ont contracté des qualités plus ou moins délétérés. On doit rapporter à la feconde, les plantes âcres qui font beaucoup plus actives que celles que nous avons indiqué à l'article des véficatoires & des efcarotiques. La troifiéme renferme les plantes vireufes & narcotiques.

<h3 style="text-align:center">§. Ier.</h3>

Des végétaux & fubftances nourriciéres altérés & putrides.

Nous avons fait obferver, en donnant l'analyfe des plantes alimenteufes, que les différentes fubftances nourriciéres que chacune d'entr'elles contient, font capables de s'altérer, de fe corrompre, & de laiffer échapper des émanations feptiques, fuivant la nature de leurs parties conftitutives.

Cette altération eft naturelle dans la végétation de certaines plantes, telles font :

Mucor mucedo. . . . . . La Moififfûre.
Agaricus mufcarius. . L'Agaric aux Mouches.
Piperatus. . L'Agaric poivré. *Gilib.*

Fungus mediæ magnitudinis totus albus.... Le Champignon de moyenne grandeur.

Voyez les Mém. de l'Acad. des Scienc., ann. 1749.

Phallus impudicus. . . . La Morille fétide.

Où elle se développe dans la formation des semences & des graines pendant les températures humides, ainsi qu'on l'observe dans les plantes suivantes.

Avena degenerans. . . . L'Yvraie.

Secale corniculatum. }
Seu luxurians. . . . . } Le Bled ergoté.

Triticum nigrum. . . . Le Froment noirci.

Ou enfin cette altération arrive aux différentes substances végétales, soit par vétusté, soit pour avoir été enfermées dans des endroits humides, &c.

Les champignons que nous avons cités, ont une altération marquée dans le cours de la végétation même. Il semble que les loix qui fixent la durée des animaux d'après le terme de leur accrétion, sont les mêmes dans l'économie végétale. Aussi l'accrétion rapide des champignons, est bientôt suivie de leur pourriture, & ceux dont on fait usage, sont souvent d'autant plus pernicieux, qu'ils ont été cueillis au-delà du dernier point de leur maturité, ou qu'ils ont pris naissance dans des terreins humides.

Plusieurs Praticiens conseillent le vomissement pour faire rejetter ces alimens, lorsqu'ils occasionnent des douleurs d'estomac, des spasmes & les autres symptômes qui résultent de l'indigestion qu'ils ont procurée. Ce n'est pas au moment d'une vive irritation des entrailles, qu'il seroit prudent d'essayer l'effet d'un vomitif.

La scammonée seroit alors préférable ; quelle que soit la nature du poison qu'on auroit pris. (*a*)

_____

(*a*) *Mercurialis*, *de venenis*, lib. II, cap XII.

L'ufage de l'huile feroit même indiqué dans le cas où des fpafmes violens ne permettroient pas celui des vomitifs ou des purgatifs. (a)

Avicenne propofe le poivre, la thériaque & notamment le miel, qu'il regarde comme les antidotes de ce genre de poifons. Mais il me femble que ces remèdes ne pourroient au plus convenir que pour fortifier l'eftomac, après que les premiéres voies auroient été libérées.

Quant aux femences & graines corrompues dans les températures humides, il eft bon de faire quelques obfervations fur ce genre d'altération dont les fubftances végétales font fufceptibles.

1°. Quelques Auteurs ont confondu la graine du *Lolium temulentum* avec celle de l'avoine qui noircit fur la plante, qui laiffe échapper une poufliére noire, & qui ne peut pour cet effet donner un aliment fain. Celle de *l'yvroie ennyvrante* n'eft corrompue, que lorfqu'elle a été expofée à l'influence d'une température humide capable de faire *rouiller* les végétaux.

2°. Les Naturaliftes ont décrit avec exactitude les effets que le bled *e'goté* produit après un certain laps de temps, lorfque les hommes ou les animaux en ont fait ufage. (b)

3°. Le froment qui noircit dans l'épi n'eft pas toujours gâté pour cela : fouvent cette couleur ne s'étend pas au-delà de l'enveloppe de la farine : quelquefois même elle n'y eft qu'à la furface du grain : alors on peut l'enlever en le frottant, & la farine n'en eft pas moins bonne, ainfi que Ramazzini l'a obfervé.

_____

(a) *Id. ibid.* Lib. I, Cap. XXII.

(b) *Voyez à ce fujet les Journaux de Médecine ; ceux de l'abbé Rofier ; les Mém. de l'Acad. des Scienc.*, &c.

4°. La corruption des différentes graines ou femences dont on retire de la farine, peut s'étendre
plus loin dans le règne végétal ; fur-tout lorfque
les plantes croiffent pendant une longue conftitution humide & froide de l'athmofphére. Un des
effets les plus fenfibles de cette température, eft
l'empreinte de la *rouille* fur les féves, les légumes
& la plupart des plantes qui contiennent des fubftances propres à la nutrition. Or, ces fubftances
étant ainfi continuellement abreuvées d'une trop
grande quantité d'eau, paffent aifément à la pourriture qui leur eft propre ; & fi l'on eft forcé d'en
faire ufage, elles portent bientôt les différens germes de leur corruption dans toute la maffe des humeurs, en donnant naiffance à ces fiévres épidémi-
ques pétéchiales ou miliaires, dont on trouve les
principaux caractéres dans les ouvrages de Pline, de
Fracaftor, de Ramazzini, de Walfchmied (1) &c.

Les grains & les farines font encore fujets à ce
genre d'altération, lorfqu'on les tient trop long-
temps enfermés dans les batteaux, dans les magafins,
& les lieux fombres & humides. La dépravation qui
en réfulte, eft fouvent telle que ni la fermentation
propre aux différentes fubftances qu'elles contiennent, ni les lotions & préparations quelles-con-
ques, ni le feu lui-même ne font capables d'en
enlever entiérement la mauvaife odeur, la faveur
défagréable & les qualités pernicieufes.

C'eft à l'ufage journalier des alimens faits ou
préparés avec ces farines gâtées, qu'on eft redevable de cette fiévre épidémique & fcorbutique,
remarquable par des douleurs générales qui fe pro-
pagent jufques dans la fubftance des os ; par des éruptions exanthématiques, des mouvemens convulfifs,

---

(1) Voyez entr'autres Haller, *difput. morbor. difp.* 2. tom. 7.

la fétidité des humeurs ; & laquelle est si commune dans les vaisseaux , dans les camps, & dans tous les lieux où la matiére première de nos alimens se trouve ainsi corrompue (1). Tel est le caractère de cette Épidémie miliacée qui fut si répandue dans notre ville , lors des embarquemens des grains , sous le régne de Louis XV.

Les grains & les farines ne font pas les seules parties des végétaux capables de contracter ces divers dégrés d'altération. Le corps muqueux , les substances extractives & la partie colorante des cidres & des vins peuvent également se gâter & tomber en pourriture , après avoir subi le degré de fermentation qui leur est propre & qui les rend potables ou salutaires. (2)

Ainsi les fruits & les raisins brassés au-delà du terme ordinaire de leur maturité ; les fruits formés pendant une longue température froide & humide : ceux qui ont été brassés avec beaucoup d'eau : les les restes des autres long-temps conservés dans les tonnes , &c. ne manquent jamais d'entrer plus ou moins en pourriture , & de faire des ravages considérables dans l'économie animale , lorsqu'on a eu le malheur d'en faire usage. Je vais tracer ici rapidement les phénomènes qui résultent de l'usage de ces boissons , parce que je ne les ai vu décrits en aucun ouvrage.

Dans le principe de la maladie , on éprouve un fourmillement général à la peau ; des sueurs passagéres avec la rougeur du visage ; & des redoublemens

_____

(1) *Ceux qui désireroient plus particulièrement connoître les qualités des cidres & des vins , peuvent lire l'excellent ouvrage du Paumier , docteur de la faculté de Caen , de vino & pomaceo.*

(2) Ethmuller *est un des Auteurs qui a le mieux décrit cette épidémie.* Voyez *encore à ce sujet ;* Haller , *disput. morb. part.* 7.

irréguliers d'une fiévre plus ou moins ardente, dans laquelle les urines font comme dans l'état naturel. A la fin de l'accès, fuccédent la ftupeur, la courbature, des laffitudes douloureufes & le froid des extrémités.

Lorfque la corruption eft grande, & que les malades font robuftes, il furvient un dévoiement de matiéres féreufes. Dans l'état de la maladie, ce dévoiement devient fanguinolent; la peau eft éryfipélateufe & fe couvre de puftules rouges & miliacées, dont l'éruption eft plus abondante fur le dos : les redoublemens font plus longs & fouvent accompagnés de convulfions, quelquefois même d'un délire porté jufqu'à la fureur.

Enfin, l'affaiffement des forces, après ces grands mouvemens convulfifs; la couleur violette des extrémités inférieures, des parties, & du bas-ventre; Le hoquet & les foibleffes terminent les jours des malades les plus robuftes & les plus irritables qui ont coutume de fuccomber.

A l'ouverture des cadavres, on trouve l'eftomac & fur-tout les inteftins remplis de fugillations & de taches gangreneufes; violets & fphacélés, fur-tout dans leur partie inférieure.

Ceux que j'ai vu échapper à cette fiévre meurtriére, ont beaucoup fouffert du côté des organes de la digeftion, & font reftés valétudinaires pendant plus de deux ans.

Ce n'eft pas ici le lieu de donner un traitement détaillé de ces différentes efpèces de fiévres, dans lefquelles on remarque autant de malignité, de fymptômes violens & de danger. J'obferverai en paffant que les mucilages acides & doux doivent être la bafe du traitement dans ces fiévres éruptives où le *gluten* de nos humeurs fe décompofe, & où la fepticité alkaline paroît dominer... que dans les maladies dans lefquelles le mucilage & la graiffe animale font corrompus ; le corps fucré devient préférable... Enfin, que dans les grandes épidémies occafionnées par la *rouille* ; le vin & les corps chargés de fécule font néceffaires (1).

§. I I.

Des plantes âcres & vénéneufes.

Outre les différentes plantes auxquelles nous avons reconnu une vertu *ftimulante*, il en exifte encore un certain nombre remarquables par leur acrimonie qui eft plus confidérable. Telles font entr'autres :

Periploca græca. . . .	Le Périploca de Gréce.
Rhus toxicodendrum.	Le Vernis.
Vernix.	L'Abre vénimeux ou le Vernis du Japon.
Cynanchum erectum.	Le Cynanque à tige droite.
Nerium oleander. . . .	Le Lorier rofe.
Ranunculus fceleratus.	Le Riz fardonique.
Thora.	Le Poifon des flèches.
Colchicum autumnale.	Le Colchique d'automne.
Thapfia feu turbith garganicum, femine latiffimo. . .	La Thapfie vénéneufe.
Aconithum napellus. . .	Le Napel.
Ceftrum venenatum. .	Le Ceftre vénéneux.

Le principe âcre des prémiéres eft réuni avec une partie réfineufe, ainfi que dans les euphorbes, les tithimales, les apocins, &c. On peut juger de l'effet que ces plantes peuvent produire à l'intérieur par celui qu'elles font capables d'occafionner à la peau. (2)

---

(1) Voyez à ce fujet, les conftitutions épidémiques décrites par B. Ramazzini.

(2) Un jeune homme ayant mis quelques gouttes de fuc des feuilles du vernis fur la peau, le bras devint douloureux

Le principe âcre des autres plantes que nous venons de citer eſt uni à une partie extractive &
vireuſe ; telles ſont la thapſie, le colchique, l'a-
conith, le napel.

Les effets de la majeure part de ces végétaux ſur
les entrailles ſont, des irritations violentes ſur le
tube alimentaire ; des ſpaſmes & des mouvemens
convulſifs dans toute la longueur de ce canal ; des
affections ſympathiques des voies urinaires ; l'inflammation, la gangréne, le ſphacèle, l'excoria-
tion de ces différentes parties.

Les ſymptômes acceſſoires ſont des ſuperpurga-
tions, la concentration & la vîteſſe du pouls, le
vertige, des foibleſſes, des ſueurs froides.

Le danger de cet état répond à la quantité du
poiſon pris, à ſa force ou à ſa virulence, & à la
mobilité du genre nerveux des perſonnes qui ont
eu le malheur d'en avoir été atteintes.

Des ſymptômes auſſi violens & pareils à ceux
produits par les poiſons les plus actifs, n'ont point
effrayé quelques Médecins ſur l'emploi de ces
plantes dans le traitement des fièvres ; quoique
Storck, l'auteur d'une entrepriſe auſſi hardie, ait
cru devoir auparavant affoiblir la partie vireuſe

& ſe gonfla prodigieuſement dans l'eſpace de 24 heures ; il
ſurvint en même-temps une fièvre continue, la ſalivation
s'établit le quatriéme jour, après une éruption générale de
puſtules qui avoient beaucoup de rapport à celles de la rougeole boutonnée. L'éruption commença par le bras, s'éten-
dit ſucceſſivement juſqu'à la tête, au tronc & aux extrémités
inférieures.

Les puſtules entrérent en ſupuration le 7ᵉ jour, elles com-
mencérent à ſe deſſécher le 12ᵉ, & tombérent depuis le 15ᵉ
juſqu'au 18ᵉ. J'employai, pour le traiter, les fomentations
émollientes ſur le bras ; les bains ; le régime humectant ; &
les purgatifs ſur la fin du traitement.

J'ai vu depuis cette époque, une éruption peu différente
occaſionnée par le ſuc de la même plante.

de ces végétaux en les faisant macérer dans du vinaigre.

Mais en donnant un juste tribut d'éloge au célèbre Praticien qui cherchoit à étendre les ressources de notre Art dans les maladies les plus graves ou désespérées ; on ne peut cependant disconvenir que la virulence & la causticité de ces végétaux doivent les exclure de la classe des médicamens ; & que l'usage des apéritifs, des fondans, des jus d'herbes & des vomitifs réitérés, suivant le besoin, ne soient préférables dans le traitement de ces maladies.

Nous devons donc ici nous borner à proposer des moyens généraux pour détruire l'impression de ces végétaux sur les entrailles ; & ces moyens consistent dans l'usage du lait, du petit-lait, des plantes féculenteuses, des mucilagineux doux, des bains, des fomentations émollientes sur la région épigastrique, &c. (1)

§. III.

Des plantes Narcotiques.

Il y a beaucoup de végétaux auxquels on reconnoît la propriété d'assoupir & de calmer : mais cette propriété si utile dans le traitement de plusieurs affections nerveuses, n'existe pas sans un inconvénient remarquable tenant à un principe vireux uni à leur partie aromatique.

L'Art peut séparer ces deux principes en traitant l'extrait de ces végétaux par une *longue digestion* ;

---

(1) L'*anthora* étoit autrefois employé comme contrepoison du Napel. Le suc doux & laiteux du *Cacalia* a été proposé pour détruire l'impression de celui de l'euphorbe. L'antidote d'Héraclite contre l'aconith, étoit la poudre ou le suc d'*eringium* ou du panicaut... Les Anciens rangeoient dans la classe des contrepoisons, le baume, l'aurigan, le raifort, la zédoaire, la rue, la dictame de crète, le scordium, &c. Mais ces remèdes sont entièrement tombés en discrédit. Voyez à ce sujet Mercurialis, de *Venenis*.

parce que le principe vireux étant plus volatil & plus fugitif, que cette partie aromatique ; un léger dégré de chaleur long-temps continuée, suffit pour l'en dégager.

L'extrait du suc de pavot & des autres plantes narcotiques étant ainsi privé de son principe vireux & de la qualité délétére inhérente à ce principe, prend une odeur légére, en perdant la fétidité qui est naturelle à ces végétaux. (1)

L'observation a découvert la grande différence qui existe entre les propriétés de chacune de ces deux substances, puisque l'extrait d'opium exactement dépouillé de son principe vireux au moyen de ce procédé ; loin d'agacer la fibre, la relâche sensiblement, calme les mouvemens nerveux & donne bientôt à toute la machine un repos général & cette tranquillité d'ame, si désirables dans les grandes agitations des nerfs ou dans les secousses trop vives de nos corps : tandis que l'*opium* imprégné de son principe vireux, produit des irritations violentes sur nos organes & l'inflammation des viscéres, en élevant le pouls & le déprimant ensuite ; en augmentant d'abord la chaleur du corps, pour le faire passer rapidement à une froidure mortelle ; en accélérant la circulation du sang, & en doublant les principales excrétions, pour les modérer bientôt & les diminuer ; en animant d'abord le jeu des vaisseaux, pour absorber ensuite le principe vital, jetter dans la stupeur, anéantir les forces & donner souvent l'image de la mort qu'une certaine dose ne manque presque jamais d'occasionner. Quel pouvoir n'existe-t-il pas dans une si petite dose de ce principe pour supprimer en un instant, pour ainsi dire, les forces les plus considérables & dé-

─────────────────────

(1) C'est particuliérement à MM. Beaumé & Lorry que nous sommes redevables de ces expériences.

truire à la fois la vie de l'homme ou de l'animal le plus robuste, qui en ont été atteints! (1)

Les Anciens frappés de l'effet prodigieux de ces Narcotiques, avoient fait la recherche des moyens d'y remédier. Mais l'expérience a démontré l'inutilité des alexipharmaques dans lesquels ils avoient la plus haute confiance, & les a portés ensuite à préférer (2) les sucs du coignassier & des limons, auxquels nous avons substitué le vinaigre & tous les acides végétaux. Les Praticiens sont d'accord sur la propriété que ces remèdes ont d'affoiblir le virus narcotique, d'en diminuer les effets ou de les détruire.

Parmi les plantes narcotiques on distingue

Lactuca virosa. . . . . .
    Virosa laciniata.   } Les Laitues vireuses.
    Virosa sativa. . .

Papaver album. . . . .
    Somniferum. . . . } Les Pavots.

Solanum lycopersicum. . La Tomate.

Hyosciamus vulgaris. . .
    Niger, &c. . . . . } Les Jusquiames.

Nicotiana tabacum. . . .
    Rustica. . . . . . } Les Tabacs.
    Fruticosa, &c. . .

Atropa mandragora. . La Mandragore.
    Belladona. . . . La Belladone.

Physalis somnifera. . Le Coqueret somnifère.

Datura strammonium cæruleum.
    Tatula. . . . . . . } Les Pommes épineuses.
    Inermis. . . . . .

_____

(1) Voyez à ce sujet les Mémoires de l'Acad. des Sciences, ann. 1756, 1778. Les Journaux de Médecine. *Langius, Epistolæ Medic. Epist. XVIII,* &c. & notamment une Thèse soutenue dans nos Écoles, ann. 1775, sur les effets dangereux de l'opium.

(2) *Mercurialis, de venénis.*   *Œnanthe*

$\left\{\begin{array}{l}\textit{Œnanthe crocata.} \quad . \quad . \; \text{L'Œnanthé fafranée.} \\ \textit{Conium maculatum.} \quad . \; \text{La Cigue.} \\ \textit{Ethufa cynapium.} \quad . \quad . \; \text{La petite Cigue.} \\ \textit{Phellandrium aquaticum.} \; \text{Le Cerfeuil aquatique.}\end{array}\right.$

Le fuc des pavots & des laitues vireufes eft laiteux. Il eft plus ou moins vert & très-favonneux
dans le refte des plantes narcotiques.

L'opium préparé par *longue digeftion*, eft utile
dans les affections nerveufes. On le donne à la dofe
d'un demi grain, & on en continue l'ufage pendant
quelque temps, en l'augmentant infenfiblement.

On détruit encore la partie vireufe de l'opium, en
le faifant macérer ou diftiller avec de l'efprit de
vin, ou en le préparant avec le corps fucré, &c.
telles font les préparations connues fous le nom de
laudanum liquide de Sydenham, de liqueur miné-
rale anodyne d'Hoffman, de fyrop diacode, &c. fur
l'utilité defquelles les Praticiens nous ont laiffé des
obfervations intéreffantes.

L'extrait de la tomate, des jufquïames, de la
mandragore, de la belladone, des pommes épineu-
fes, eft rarement employé en médecine; quoiqu'il
eût les mêmes vertus que l'opium, fi on le traitoit
par les mêmes procédés : ces plantes font plutôt
confidérées comme vénéneufes.

Le tabac defféché eft un fternutatoire très-ufité.
Il convient dans les affections féreufes & froides
de la tête. C'eft un puiffant émético-catarctique,
lorfqu'on en fait ufage intérieurement. Mais fa qualité vireufe l'a fait rejetter de la claffe des remèdes
de ce genre. On ne l'emploie à l'intérieur qu'en
lavement, pour irriter la partie inférieure du tube
alimentaire; il produit quelquefois de bons effets
dans l'afphixie, dans les affections foporeufes, &
notamment dans l'apoplexie humorale.

L'extrait de cigue eft un puiffant apéritif. Il con-

K

vient particulièrement dans les obstructions des
viscéres, lorsque les forces vitales languissent, &
qu'il y a un empâtement général.

Les feuilles de ciguë, de petite ciguë, de cerfeuil d'eau, sont également de puissans résolutifs,
ainsi que celles des tabacs, des jusquiames, des pommes épineuses, &c. On les emploie avec succès dans
le traitement des tumeurs froides & indolentes, sous
la forme de cataplasmes. Elles stimulent la peau &
l'enflamment quelquefois ; elles animent la circulation du sang dans les parties engouées, & font souvent disparoître des tumeurs considérables, lorsque
l'engouement est séreux ou pituiteux, & que les
forces de la partie affectée sont accablées sous le
poids des humeurs. (1)

Voici, en général, les principales observations qui
ont servi de base à la Méthode que j'ai cru devoir
adopter pour classer les plantes usuelles. En met-
tant dans l'exécution de ce plan, le plus de principes, d'ordre & de précision qu'il m'a été possible
de le faire ; je ne me flatterai pas que cet ouvrage
ne présente des imperfections, qu'une étude plus ap-
profondie de ces plantes ne manquera pas d'effacer.

Césalpin avoit senti la nécessité de classer les végétaux d'après leurs propriétés. Combien la Botanique ne seroit-elle pas aujourd'hui plus utile à
l'homme, si on l'eût spécialement cultivée sous cet
aspect. Plusieurs Médecins se sont malheureusement
bornés à faire des vœux à ce sujet (2) ; & nous
ne pouvons encore citer que MM. Blot & de Jussieu, qui ayent consacré quelque temps à une en-
treprise aussi importante.

M. Blot, aux talens duquel ce célèbre Naturaliste

_____

(1) Voyez le §. 4. des plantes amères & fétides.
(2) Ethmuller, Konig, Langius, &c.

le plaifoit à rendre juftice, remarque que les plantes de nos climats font plus propres au traitement de nos maladies, fi on en excepte le kinkina, & quelques autres plantes exotiques... que les Anciens exageroient fouvent les vertus de certaines plantes... qu'ils n'avoient pas affez défigné le principe médicamenteux de chacune... qu'ils avoient même trop négligé la maniére de les préparer, & qu'ils n'avoient pas bien déterminé la dofe à laquelle elle peut être employée.

Ces réflexions préliminaires du manufcrit qu'il a laiffé fur cet objet, font fuivies de la lifte des plantes ufuelles qu'il a partagées en deux familles, dont la premiére renferme les plantes *évacuantes* ; & la feconde, *les altérantes*.

Parmi les plantes évacuantes, on trouve les *purgatives*, les *béchiques*, les *errhines*, les *hyftériques*, les *apéritives* ou les *diurétiques*, les *diaphorétiques* & les *alexitéres*.

Les plantes altérantes font plus nombreufes, & font féparées en deux claffes, fuivant qu'elles font employées dans les maladies générales ou particuliéres.

La premiére fection comprend les *céphaliques*, les *ophtalmiques*, les *ftomachiques* & *vermifuges*, les *fébrifuges*, les *hépatiques* ou les *fpléniques*, les *carminatives*, les *antifcorbutiques*.

La feconde fection renferme les *vulnéraires* (qu'il fous-divife en *aftringens*, en *déterfifs* & en *apéritifs*) les *émolliens*, les *affoupiffans* & les *rafraîchiffans*.

Les défauts qui m'ont paru plus faillans dans le développement de cette méthode confiftent :

1°. A ranger dans la claffe des purgatifs, la fumeterre, la cufcute, l'herbe aux puces, l'eupatoire, le raifort.

2°. En ce que les minoratifs fe trouvent confondus avec les émétiques, & les purgatifs amers avec les émético-catartiques.

3°. En ce que la scabieufe, l'ortie, le faffran, l'arum, &c. font placés parmi les béchiques.

4°. En ce que l'on trouve des plantes âcres, parmi celles qu'il a défignées fous le nom d'hyftériques.

5°. Parce qu'à l'article des diurétiques, on trouve les porracées, le *lachrima job* & quelques autres plantes alimenteufes.

6°. Et que la derniére divifion qui contient les alexitéres, comprend le doronic, le raifin de renard, les fatyrions, &c.

Le tableau des plantes altérantes eft plus exact, quoique cependant il y faffe mention de quelques plantes qui n'ont aucune vertu médicinale, & qu'il y ait fouvent des répétitions de la même plante dans plufieurs fections différentes, comme on le voit à l'article des *émolliens*, des *réfolutifs* & des *affoupiffans*.

Les fections qui m'ont paru les mieux compofées, font celles qui renferment les plantes *ftomachiques*, les *fébrifuges*, les *hépatiques*, les *carminatives*, & notamment celles qui ont la propriété de rafraîchir.

Tel eft, en général, l'apperçu de la méthode que ce célèbre Botanifte n'auroit pas manqué de perfectionner, fi fes occupations & la durée de fes jours le lui euffent permis. Cet ouvrage commencé dans un temps où la Chymie s'établiffoit en France & auquel les matiéres médicales étoient auffi défectueufes, eft toujours un témoignage honorable du zèle de fon auteur.

M. de Juffieu, après avoir fait fentir les principaux obftacles qui ont pu nuire aux progrès de la Botanique médicinale, tels que les préjugés des Anciens fur les vertus des végétaux, l'analyfe des plantes par le fecours du feu, & les idées des Chimiftes

fur les réfultats de la fermentation qui leur eſt propre; paſſe enſuite aux moyens qui peuvent nous
conduire à la découverte de leurs propriétés : il
conſidère l'affinité des plantes utiles ſur le rapport
de leurs fleurs & de leurs fruits : il veut qu'on ſé-
pare les différentes parties d'une plante, afin qu'on
emploie ſpécialement la ſubſtance dont l'expérience
a conſtaté l'efficacité : il note avec ſoin les indications & les contr'indications de ces médicamens. Il
diviſe enſuite ces végétaux en *altérans* & en *évacuans* : il rapporte à la première claſſe les *rafraî-
chiſſans*, les *narcotiques*, les *aſtringens*, les *corrobo-
rans*, les *apéritifs* & les *vulnéraires* : il range dans la
ſeconde, les *ſudorifiques* & les *diaphorétiques*, les
maſticatoires ou les *apoplegmatiſans*, les *béchiques*,
les *vomitifs*, les *purgatifs* & les *diurétiques*; les emménagogues entrent dans la claſſe des plantes apéritives.

Les plantes rafraîchiſſantes diminuent la chaleur
animale & la vîteſſe du ſang. Les unes, telles que
les laitues, les pourpiers, la fleur de violette, donnent un ſuc doux & aqueux; elles ont la propriété
de délayer les humeurs & de relâcher les ſolides;
elles conviennent aux ſujets ſecs, vifs & bilieux;
dans les chaleurs immodérées des entrailles; dans la
ſéchereſſe de la gorge & de la poitrine; dans les
cas de phlogoſe & dans les fiévres ardentes.

Les ſecondes ſont *incraſſantes* & corrigent l'â-
creté des humeurs; telles ſont les quatre ſemences
froides, le nénufar, le ſenneçon, la dent de lion,
l'alſine, la graine de pſyllium, les racines de guimauve & de conſoude, l'avoine, l'orge, le ſeigle;
& ces végétaux conviennent dans les cas d'épuiſe-
ment, de fiévre lente, de toux occaſionnée par
l'âcreté des humeurs; dans les crachemens de ſang
& les fiévres colliquatives.

K 3

Les troifiémes féparent la partie féreufe du refte des humeurs qu'elles coagulent ; telles font l'orpin, la joubarde, le *ranunculus vernus rotundifolius*, *l'auxis*, le limon, le citron, la grénade, la grofeille, le fruit du *vitis idæa*, l'ofeille, &c.

Les plantes narcotiques font deftinées à procurer le fommeil, à calmer les irritations & à appaifer les douleurs. Les narcotiques font les graines de jufquiame blanche, de coquelicot, les têtes de pavot blanc & rouge, l'écorce de la racine de mandragore, les folanum, &c.

M. de Juffieu après avoir noté les principaux effets des narcotiques dans les différens temps de leur action, remarque qu'ils font contraires aux tempéramens fanguins, dans les affections foporeufes ; dans tous les cas de faburre, dans les engorgemens édémateux, l'ydropifie, le tremblement, l'engourdiffement, la perte de mémoire, & dans les maladies de la poitrine, dans lefquelles ils fuppriment fouvent l'expectoration : & qu'ils font utiles, après les remèdes généraux, dans l'infomnie, contre les douleurs aigues & les évacuations exceffives ; telles que le vomiffement, le dévoiement, la dyffenterie.

Les *aftringens* agiffent en deffèchant la fibre, & en la refferant ou en coagulant les humeurs. Parmi les plantes aftringentes, on diftingue la biftorte, la tormentille, la quinte-feuille, &c.

Ces remèdes font utiles contre les pertes, les hémorrhagies ; le flux continuel de falive ou d'urine, les fleurs blanches, les fueurs, le larmoiement, les hernies, le gonflement des amygdales, le relâchement de l'anus, du fphincter de la veffie, de la matrice.

On doit les redouter dans les évacuations critiques, dans les inflammations formées, & dans les hémorrhoïdes, lorsqu'elles contiennent un sang épais & visqueux.

Les végétaux fortifians sont destinés à relever les forces, & à ranimer la circulation & le système nerveux. Tels sont le chardon bénit, le petit chêne, le scordium, la sauge, la rue; les fleurs de souci & de sureau, les racines d'anthora, de carline, de fraxinelle, de gentiane, de *meum*, d'impératoire, d'aunée, de pétasite, de scorsonaire, de doronic, d'asclepias; l'herbe à Paris, l'écorce d'orange, les baies de genièvre, & les semences de plusieurs plantes ombellifères.

Ces plantes conviennent dans la syncope, la morsure des animaux vénéneux & contre les poisons; elles sont contraires dans le *cholera morbus*, dans les affections inflammatoires & bilieuses.

Les apéritifs sont la saxifrage, la scrophulaire, la philippendule, l'ancolie, les cinq racines apéritives majeures & mineures.

Ces remèdes sont utiles dans le cas d'embarras & d'obstruction des viscères; sur le déclin des fièvres opiniâtres; contre l'épaississement des humeurs; dans la bouffissure, les pâles-couleurs, la suppression des règles, la palpitation de cœur, les menaces d'apoplexie.

Ils sont contraires dans l'état scirrheux & cancéreux, lorsque la poitrine est échauffée; ainsi qu'aux tempéramens vifs & secs. Les bains, les purgatifs, &c. sont la base du traitement préparatoire qui doit précéder l'usage des apéritifs. M. de Jussieu ajoute que tous les évacuans peuvent encore être rangés dans la classe des plantes apéritives, mais que le mercure & le fer nous offrent des propriétés bien supérieures à celles de ces végétaux.

Les vulnéraires sont destinés à opérer la cicatrice des plaies & des ulcères: on les emploie extérieurement ou à l'intérieur.; les premiers font renvoyés à l'article des topiques.

Les vulnéraires internes font *incraffans*, tels que la paquerette, la pilofelle, la pulmonaire, la confoude... ou *aftringens*, tels que la fanicle, la millefeuille, la pervenche, l'alkimille, l'ortie-piquante, le plantin, la reine des prés, le *galeopfis procerior*, le *geranium* de Robert, l'orpin... ou *balfamiques* & *déterfifs*, tels que le mille-pertuis, la toute-faine, le lierre terreftre... ou *réfolutifs* & *fudorifiques*, tels que la toute-bonne, le dictame de crête, la fcabieuse, l'ariftoloche, la fougére, la gentiane, &c.

En général, ces végétaux font utiles pour remédier aux accidens qui furviennent après les chûtes, les coups, les contre-coups & les murtriffures. On peut encore les employer contre les toux opiniâtres, les dévoiemens & quelques autres fymptômes qui fubfiftent après de longues maladies.

Les fébrifuges font indiqués après l'effet des remédes généraux, l'orfque le foyer de la fièvre eft détruit. Ils agiffent en atténuant les humeurs vifqueufes, ou en abforbant les aigres des premiéres voies. Ces fébrifuges font la grande & la petite centaurée, la germandrée, le fcordium, le chardon bénit, la fumeterre, la verveine, le trêfle d'eau, l'âche des marais, l'aunée, la gentiane, la benoite, la camomille, l'argentine, la quinte-feuille; les femences de *talictrum*, du chanvre; les écorces du tamarifc, du frêne, du mérifier & du kina.

Les plantes anti-vénériennes font moins efficaces que le mercure, & cependant utiles lorfque le mal eft invétéré. Ces plantes font le faffran, le geniévre, le lichnis, la falfepareille, l'*agnus-caftus*, l'aigremoine; l'aunée, le faffafras, le gaïac.

Les *antifcorbutiques* font différens & font choifis fuivant l'état des vifcéres & la dépravation des humeurs. La première fection de ces remédes com-

prend les diurétiques chauds ; la seconde , les apéritifs d'un goût piquant & aigrelet ; la troisiéme ,
les aftringens & les balfamiques. Dans la lifte de ces
remédes, on voit les *cochlearia* , le raifort fauvage ,
les creffons , le *beccabunga* , la capucine , la berle ,
le trêfle d'eau, la paffe-rage , les fommités de buis
& de fapin ; les fruits de citron , de limon, de gre-
nade , les femences d'ancolie.

Les plantes *anti-vermineufes* agiffent en évacuant
la faburre vermineufe ; telles font les feuilles &
les fleurs de pêcher , la gratiole , &c : ou en détrui-
fant les vers , telles font l'abfinthe , l'auronne , la
fantoline , la tanéfie , la verveine , le fcordium , la
fabine , le pourpier fauvage ; les racines de fougére
& de fraxinelle ; l'ail , la fcabieufe , la petite centaurée , la fumeterre.

Les vermifuges peuvent encore agir en relâchant,
ainfi que cela eft néceffaire dans les cas de colique
& d'agacement : telles font les huiles d'amandes ,
de lin , d'olives , &c.

Les carminatifs ont un goût fort piquant ; ils
échauffent la bouche & les entrailles ; ils favori-
fent la digeftion , en faifant fortir les vents. Tels
font l'abfinthe , la menthe frifée , le thym , le fer-
pollet , la camomille romaine , les baies de lorier ,
les quatre femences chaudes (l'anis , le carvi , le
fénouil , le cumin) ; celles d'aneth & de coriandre;
les racines de meum & de carline , l'*acorus verus*.

Ces plantes utiles aux eftomacs froids , font contraires aux fujets cholériques , fecs , vifs & bilieux.
Elles ne différent pas des ftomachiques.

Les *anti-épileptiques* conviennent, dans les affections convulfives & fpafmodiques ; elles agiffent
en corrigeant le vice des humeurs ou en donnant
plus de jeu à la fibre.

Ces plantes, qu'on emploie encore dans le traite-

ment des affections hystériques & hypocondriaques, lorsqu'il n'y a pas de saburre ni de pléthore,
ou que l'épilepsie n'est pas héréditaire, sont le grat-
teron, le caillelait, le muguet des bois, le muguet,
la croisette, la digitale, la pivoine, la sclarée, le
guy de chêne, la fraxinelle, la grande & petite
valériane, le tilleul.

Les *céphaliques* sont échauffantes ; la plupart sont
dans la classe des labiées.

Les cordiales sont utiles contre les foiblesses &
dans les cas d'inanition ; telles sont la melisse,
le romarin, l'agrippaume ; les fleurs d'œuillet, de
violette, de buglose, de bourache, des roses, du
geroflier jaune ; la graine d'écarlate.

Parmi les plantes hépatiques qui ont du rapport
avec les apéritives, on trouve la petite absinthe,
l'aigremoine ; la fumeterre ; le fraisier ; la pimpre-
nelle ; la petite centaurée ; la chicorée sauvage ; la
racine d'oseille ; le capillaire ; le chiendent ; la ga-
rence ; le *petroselinum* ; les cinq racines apéritives ;
le *lamium* rouge & blanc, le galeopsis, le genêt,
le frêne, le pêcher, le sarment de la vigne.

Les plantes utérines sont les mêmes que les hystériques ou les emménagogues ; & les néphrétiques
sont renvoyées à la classe des *diurétiques*.

Les *stomachiques* sont améres, aromatiques, âcres
ou piquantes.

Les *diaphorétiques* qui commencent la classe des
plantes évacuantes animent la transpiration, & les
sudorifiques provoquent la sueur. Cette section
renferme le chardon bénit, le chardon bénit des
Parisiens, la scabieuse, la germandrée, la bourrache, la buglose, le scordium, la bardane, le grat-
teron, la saponaire.

Les *apophlegmatisans* (dont l'efficacité est bien inférieure à celle du mercure) sont l'herbe à éter-

nuer, les camomilles, la grande pâquerette, les feuilles de tabac, de moutarde, de raifort ; la poudre de staphisaigre ; les racines de pyréthre & de gingembre.

Ces remèdes conviennent contre l'odontalgie occasionnée par des humeurs froides fixées sur la bouche, les gencives, &c. ainsi que contre l'épaississement de la salive, & les différentes fluxions séreuses de la tête.

Les béchiques sont destinés à faciliter l'expectoration : les uns sont chauds & agissent en atténuant les humeurs ; tels sont l'iris, l'iris de florence, l'aurigan, le marrube blanc, l'hysope, le pouliot, le serpollet, le *chenopodium*, l'ambroisie, l'herbe au chat, la camphrée, le *meum*, l'aunée... les autres sont doux, tels que le chou rouge, le navet, l'aster des prés, le tussilage, le pied de chat, les véroniques. Les premiers sont utiles contre l'asthme humide & les fluxions catarrhales. Les béchiques doux sont préférés dans la suppuration lente des poumons, & contre les engouemens des corps glanduleux par des humeurs âcres.

Les béchiques froids sont du genre des incrassans, des diurétiques froids & des assoupissans. Parmi les diurétiques froids, on trouve la pulmonaire, la bourrache, la buglose & la grande consoude... Parmi les assoupissans, on voit les pavots rouge & blanc, le coquelicot.

Les fleurs de nénufar, de mauve, de guimauve, de violette, de rose rouge, de lys blanc ; la graine de lin, l'herbe aux puces, les pépins de coing, les pistaches, les dates, les sébestes, les jujubes, les figues, les raisins secs, l'orge & l'avoine sont parmi les adoucissans & les incrassans.

Les émétiques sont propres à détruire la saburre qui donne lieu aux nausées, au vomissement, aux diarrhées opiniâtres, aux dyſſenteries, à l'apoplexie, à l'épilepſie, à la paralyſie. Tels ſont entr'autres, le cabaret, la gratiole, la digitale; les ſemences de ricin, de l'épurge & des tithymales; les bétoines; la racine de violette; la renoncule, l'hellébore blanc, les baies de lierre; la graine d'arroche & de genêt.

Les émetiques ſont contr'indiqués, lorſque la poitrine eſt reſſerrée, foible & délicate; dans la phtiſie & le crachement de ſang; dans l'inflammation des viſcéres; lorſqu'il y a des hernies.

Les purgatifs nettoient le tube alimentaire, en rétabliſſant les fonctions de ce viſcére. Les uns, qu'on emploie lorſque les entrailles ſont échauffées, ſont doux & laxatifs, tels ſont la poirée, la bette, le chou, le baguenaudier, le petit lin ſauvage, le polypode; la patience, la racine-vierge, les fleurs de pêcher, les roſes pâles, les ſemences de carthame & de violettes.

Les purgatifs médiocres, qu'on emploie ſur-tout dans les maladies chroniques, ſont les périploca de Montpellier, le pêcher, les prunes, les racines de phytolacca, de belle de nuit, d'hermodaſte.

Les purgatifs *majeurs* ſont plus actifs & conviennent dans le traitement de l'hydropiſie & des maladies ſéreuſes. Tels ſont les tithymales, la gratiole, le chou marin, le liſeron, la ſcammonée, le concombre ſauvage, le cabaret, la coloquinthe, l'helléborine, l'iris, la couleuvrée, l'aloes, l'écorce de ſureau, la roſe muſquée.

Les diurétiques ſont chauds ou froids. Parmi les premiers on trouve l'abſinthe, la fumeterre, la chicorée, le creſſon, le *cochléaria*, l'ache, l'aſperge, le cerfeuil, le raifort, le petit houx, le houblon, le perſil, la paſſe rage, la ſarriette, le panais, la carotte, la reine des prés.

Les diurétiques froids comprennent les plantes borraginées, &c.

L'avantage de cette méthode consiste à déterminer d'une manière lumineuse, les indications & les contr'indications des médicamens, & à proscrire beaucoup de plantes inutiles qui trouvoient leur place dans les matières médicales & dans les livres de médecine.

Cependant la liste des spécifiques dans les affections des différentes parties du corps, est beaucoup trop étendue ; l'on trouve en outre, souvent la même plante dans plusieurs sections, à raison de ses diverses propriétés : on voit même quelques plantes alimenteuses confondues avec les médicinales.

Ces répétitions qui nuisent prodigieusement aux progrès de l'art de guérir, sont beaucoup plus fréquentes dans les dictionnaires des drogues & dans les livres de matière médicale, dans lesquels on s'est attaché à multiplier les cases des plantes usuelles, & à leur attribuer autant de vertus, qu'elles semblent opérer d'effets différens dans l'économie animale.

Ainsi, la plante qui contient un mucilage aigrelet, *nourrit*, *rafraîchit*, *relâche*, s'oppose à la *septicité* de nos humeurs, provoque l'*excrétion des urines*, &c. & pour chacun de ces effets, on l'a placée dans les classes des *nourrissans*, des *rafraîchissans*, des *relâchans*, des *antiseptiques*, des *diurétiques*, &c.

Ainsi, les plantes après avoir tenu rang parmi les remèdes *altérans*, viennent encore en occuper d'autres parmi les *anti-spasmodiques*, les *alexi-pharmaques*, les *anti-pestilentiels*, les *anti-hydrophobes*, &c.

Cependant chacune de ces plantes n'a qu'une ou très-peu de vertus réunies ; & ces rôles qu'on prétend lui faire jouer dans tant d'indications différentes, ne dépendent souvent que d'une qualité éminente qui lui est essentiellement attachée.

Cette qualité réside entiérement dans le principe médicamenteux de la plante utile ; & c'est lui qui en attaquant ou en détruisant la cause du mal, modère souvent à la fois, ou anéantit jusqu'aux derniéres impressions de cette même cause.

Mais en combattant cette cause ou en la détruisant jusques dans ses effets les plus éloignés, peut-on en induire que ce principe médicamenteux a autant de propriétés, qu'il y a de symptômes qu'il a fait disparoître ?

S'il en étoit ainsi, on pourroit affirmer que le tartre stibié est à la fois *émétique*, *sudorifique*, *calmant*, *rafraîchissant*, *antiseptique*, &c. ; parce qu'étant employé à propos dans une fiévre ardente & bilieuse, il a fait *rejetter la bile*, *provoqué la sueur* pendant son opération, *diminué le mal de tête*, *modéré la soif*, & *prévenu les effets de la putridité*, *que le bile rejettée n'auroit pas manqué d'occasionner*. Loin de nous ce raisonnement illusoire, que la réflexion seule auroit dû proscrire il y a long-temps !

Il est donc bien important de distinguer les changemens que chaque principe médicamenteux produit immédiatement en nous, des effets subséquens à ces mutations primitives qui en résultent nécessairement, & de n'accorder à chaque plante, que les vertus qui lui sont essentielles & qui sont inhérentes à son principe médicamenteux.

Qu'on n'induise pas de cette opinion utile à la réforme des matiéres médicales, que les Praticiens ne doivent pas noter avec soin tous les phénomènes secondaires qui résultent de l'action immédiate de telle ou telle substance végétale employée dans le traitement d'une maladie, soit pour la destruction de son foyer, soit pour la modération de quelque symptôme grave qui la rend périlleuse.

En effet, en comparant les symptômes détruits

par l'usage d'un remède, avec la nature de ceux
qui subsistent, lorsqu'il cesse d'agir; le Médecin détermine beaucoup plus facilement ce qui reste à faire
pour améliorer l'état du malade, l'amener à un rétablissement complet, ou prévenir une récidive.

Un point essentiel, pour bien s'assurer des vertus
d'une plante, consiste donc principalement à l'employer seule, dès qu'elle est indiquée; & à ne la
mêler avec quelqu'autre, qu'autant qu'il paroît in-
dispensable de le faire dans le traitement; afin d'é-
viter la confusion, le doute & l'incertitude dans
lesquels le fatras des remèdes ne manque jamais de
nous entraîner.

La médecine active & à temps, mais en même-
temps la plus simple que les circonstances peuvent
le permettre, me paroît donc préférable; & il est
bien à désirer qu'on s'attache sérieusement à déterminer jusqu'où cette précision doit s'étendre dans
l'administration des médicamens.

Deux grands moyens peuvent nous conduire à
la connoissance de la propriété d'un végétal; le
premier consiste dans l'analyse de son principe utile;
le second, dans l'observation la plus exacte de ses
effets.

Quant à ce qui concerne l'analyse des végétaux,
on sait maintenant que la torréfaction, la distillation, & toute décomposition brusque d'un végétal
au moyen d'un grand feu, nous fournissent différentes substances qu'on pourroit introduire dans l'art
de guérir. Mais l'artiste pourroit-il alors se flatter
de ne pas avoir dénaturé le principe médicamenteux
de la plante, & d'en avoir détruit les véritables
propriétés?

Les moyens que les Chimistes modernes emploient
aujourd'hui, sont à la vérité beaucoup plus étendus;
mais ils sont en même-temps plus sûrs dans les ré-

fultats ; ils nous répréfentent, d'une manière bien
plus exacte, les parties conftitutives des différentes
fubftances végétales. Il ne s'agit donc plus aujour-
d'hui que de perfectionner ces moyens, & d'en
faire l'application fur le refte des plantes ufuelles
qui n'ont pas encore été foumifes à ce genre d'a-
nalyfe.

C'eft ainfi qu'en ifolant les principes utiles des
végétaux & en les examinant enfuite, ainfi que les
fubftances auxquelles ils font attachés, nous ferons bientôt à portée de diriger plus fûrement l'ad-
miniftration des médicamens tirés du règne végétal.

Quant au mode d'action du principe utile de chaque plante ; on a déjà des connoiffances très-éten-
dues fur les effets qui réfultent de fon application
fur les organes de la digeftion, fur la fibre, fur le
fyftême vafculaire, ou fur les canaux excrétoires.

Mais les mutations que chaque principe utile des
végétaux eft capable de produire fur les fucs digeftifs, fur le fang & les fubftances lymphatiques,
ainfi que fur la maffe des humeurs excrémentitielles,
n'ont pas encore été fuffifamment examinées jufqu'à ce jour.

Je ne laifferai cependant pas ignorer à ceux qui ne
font pas une étude particulière de la médecine, qu'on
a tenté, fur-tout dans le dernier fiécle, de renouveller la maffe des humeurs corrompues & de les
changer, en fubftituant des infufions médicamenteu-
fes, du lait ou du fang tiré d'animaux fains, à celui
qu'on venoit d'évacuer par la faignée, ou qu'on
avoit perdu dans une hémorrhagie (1) confidérable.

Mais ces expériences ont été bientôt fuivies de
violentes convulfions & de la mort des animaux
qu'on

_____

(1) Voyez entr'autres *Ethmuller*, tom. 3. difput. de *chirur-
giâ infuforiâ*, &c.

qu'on leur avoit facrifiés ; & n'ont pu fervir qu'à nous porter à rendre hommage au zèle des Phyfi-ciens qui en avoient conçu les projets.

D'ailleurs les organes de la digeftion femblent être doués de cet inftinct particulier au moyen du-quel ils défirent, ils préparent & retiennent les fubftances qui leur font utiles ou falutaires, tandis qu'ils font occupés à répudier celles qui font nuifi-bles ou pernicieufes.

Les loix naturelles, qui veillent fans ceffe à la confervation des êtres organifés, femblent donc exi-ger que l'introduction des alimens ou de la majeure part des médicamens fe faffe dans l'économie ani-male par la voie du tube alimentaire.

Mais ce difcernement des organes vitaux pour adopter ce qui peut être utile, ou rejetter ce qui nous eft contraire, ne fuffit pas au Médecin pour déterminer les effets des différentes fubftances végé-tales fur la maffe de nos humeurs. Ce ne fera qu'après avoir immédiatement appliqué ces fubftances fur le fang, fur la lymphe, &c. & fcrupuleufement exa-miné les changemens qui en réfulteront fur la maffe générale ou particulière de ces humeurs, que nous pourrons nous flatter d'avoir la théorie complete des vertus attachées aux plantes ufuelles.

Mes premiers effais en ce genre m'ont démontré que les plantes épicées coagulent le fang, en lui don-nant une denfité inflammatoire : que les fubftances végétales acides féparent la partie lymphatique du fang & des humeurs, en la coagulant : que la camo-mille & les amers*aromatiques, arrêtent le progrès de la pourriture fpontanée du fang & des humeurs : que les crucifères en opérent la fonte, & en augmen-tent la fétidité : que la fcille, les aroïdes, &c. divi-fent le fang en deux parties, en coagulant la fubf-tance fibreufe, & en s'oppofant aux progrès de fa

L

pourriture : que la plupart des plantes âcres & vénéneufes, telles que l'apocin, l'euphorbe, le lorier
rofe, les renoncules, &c. produifent à-peu-près
les mêmes phénomènes fur la maffe de nos humeurs.
Mais les effets de ces derniéres ne font pas moins
remarquables par le trouble que chacune occafionne
fur les organes de l'irritabilité & de la fenfibilité ;
& c'eft en rapprochant ces deux genres d'effets d'un
végétal quelconque, fur les folides & les fluides,
qu'on peut prononcer définitivement fur fes propriétés.

En fixant principalement nos recherches fur la
nature des principes falutaires ou pernicieux des
plantes, & en voulant déterminer les vertus émi-
nentes qui leur font attachées ; nous n'avons pu nous
difpenfer d'examiner celles dont l'homme a befoin
à chaque inftant pour réparer à temps ce qui fe détruit & fe perd fans ceffe fous le jeu continuel de
fes organes : & quand même la majeure part de
l'efpèce humaine voudroit jetter un regard indifférent fur cette collection précieufe de tant de végétaux propres à rétablir la fanté ; au moins elle ne
doit pas ignorer la nature de celles qui font la bafe
de fa nourriture journaliére.

En effet, chaque plante *alimenteufe* fournit plus
ou moins de fubftances nourriciéres de nature différente, dont l'ufage foutenu produit néceffairement
des phénomènes plus ou moins remarquables dans la
maffe des humeurs.

Je ne diffimulerai pas que ces fubftances n'éprouvent quelque changement dans les organes de la digeftion, foit par la chaleur des entrailles, foit par
le commencement de la fermentation qui leur eft
particuliére ; foit par la dépuration qu'elles éprouvent, en fe dépouillant de leurs parties hétérogènes ;
foit enfin en fe mêlant aux fucs digeftifs qui leur

impriment les premiers caractéres de l'*animalization* qu'elles doivent contracter.

Je conviens encore que ces mêmes substances peuvent subir quelque altération plus ou moins frappante, en passant dans l'économie animale, lorsque le système vasculaire est agité par un trouble quelconque.

Mais voudra-t-on se persuader pour cela que chacun de nos organes, qui a sa vie propre, donne un mode particulier à chaque substance nourriciére qu'il a frappée ; & qu'elle sort enfin de nos corps avec une nature & des qualités bien différentes de celles qu'elle avoit, avant d'avoir été soumise à l'action de la force particuliére de ces organes ?

Loin de nous cette étrange idée, que le préjugé seul enfanta, & que la crédulité facile se plaît encore à perpétuer ! Et comment pourroit-on s'attacher à cette opinion, si l'on veut réfléchir que le *gluten* végétal qui a passé dans l'économie animale, conserve la majeure part des propriétés qu'il avoit avant d'y entrer... que la graisse animale, en se rancissant, ne nous présente pas d'autres phénomènes qu'une huile végétale pure, lorsqu'elle subit sa décomposition spontanée... que la substance gélatineuse des chairs des jeunes animaux ne donne pas dans sa fermentation, ainsi que dans sa pourriture, d'autres principes que ceux que nous observons dans la décomposition d'un mucilage pur... que les urines référent l'odeur des asperges... que la salive & le lait portent & conservent quelque temps la saveur du sucre, des amers ou des purgatifs qu'on a pris.... que les sels, & notamment le sel marin, ne souffrent aucune altération en circulant dans les différentes parties de nos corps... que la transpiration elle-même répand, à des distances remarquables, le principe odorant de l'ail qu'on a mangé... que la couleur de la garance

L 2

le manifefte jufques dans les os de l'animal qui en a fait ufage.... que la partie colorante des différens végétaux fe repréfente fouvent, en entier, dans les aîles des papillons & les corcelets des infectes auxquels ils ont fervi de nourriture... Enfin, que la chévre & l'animal le plus robufte ne détruifent pas dans leurs entrailles, la faveur du chefne & des autres végétaux qui leur ont fervi de pâture.

Les élémens de notre nourriture ont donc affez de liaifon entr'eux pour réfifter long-temps au jeu de nos organes; & les forces vitales n'ont pas, dans l'état naturel, une affez grande influence fur la maffe des fucs nourriciers, pour produire des changemens, au moins confidérables, dans leurs parties confti-tutives. (1)

Il eft affez rare qu'il exifte entre les différentes parties organiques de nos corps, cette harmonie générale d'action qui dépend, dans l'état naturel, de la combinaifon parfaite des forces refpectives de ces parties.

La majeure part des êtres organifés nous donne des marques frappantes de cette fupériorité fingu-liére d'un organe fur un autre, par l'appétit déré-glé, qu'il a, de la fubftance néceffaire à la nutrition; par la dépenfe qu'il en fait; par la furcharge qu'il contracte, ou l'évacuation qu'il fupporte; enfin, par la propenfion naturelle à chaque individu, pour éprouver les maladies qui tiennent à cette efpèce de furcharge.

Ainfi, les perfonnes chez lefquelles la fécrétion

_____

(1) Je n'entends pas pour cela prétendre que les diffé-rens organes n'exercent un pouvoir quelconque fur les fucs nourriciers qui leur font confiés; & ne leur impriment en même-temps quelques qualités, qui tiennent principalement à l'élaboration qu'ils leurs font fubir.

de la partie fibreufe du fang, fe fait abondammenr, ont les mufcles gros; elles font pléthoriques; elles font fujettes aux évacuations fanguines, aux varices, aux anévrifmes, aux fluxions éryfipélateufes, aux fièvres inflammatoires.

L'âge adulte, l'ufage des mets fucculens, les fubftances glutineufes, &c. font favorables à la production des rouges globules & de cette fubftance fibreufe, à laquelle l'exercice immodéré, les liqueurs, les fpiritueux, les épices donnent plus de confiftance.

C'eft cette même fubftance qui contribue fouvent aux engorgemens glanduleux du tendre âge, & qui en s'altérant plus ou moins chez les vieillards, donne lieu aux affections cancéreufes qui terminent le refte miférable de leur carrière, & c'eft elle qui étant peu atténuée, vifqueufe, prefque infipide, peu chargée de rouges globules, & confondue avec la fécule & le corps muqueux qui n'ont pas été fuffifamment élaborés, circule avec lenteur dans le fyftême vafculaire qui la fépare difficilement: engoue le tiffu cellulaire; obftrue les canaux excrétoires; établit les tempéramens pituiteux, & donne lieu aux différentes efpèces d'affections catarrhales, telles que le *Coriza*, les pleuréfies & péripneumonies catarrhales, l'afthme humoral, les lientéries, les diarrhées & les dyffenteries pituiteufes; les catarrhes de la veffie; les éryfipèles édémateux; les fièvres catarrhales; les dartres miliaires; les éruptions miliacées.

On fait qu'un âge avancé, la froidure de l'hiver, une température humide & froide, l'ufage des eaux ftagnantes, l'excès des farineux, la vie fédentaire dans un air humide & froid, font favorables à la production des humeurs glaireuses & pituiteuses.

La défécation de cette partie fibreuse mêlée avec les rouges globules, se fait dans le foie, après qu'elle a fourni aux différentes parties organiques, la lymphe qui doit les alimenter. On connoît aujourd'hui les effets de la bile (qui est le produit de cette défécation) sur les premières voies; la précipitation qui se fait d'une partie de cette humeur, lorsqu'elle vient à se confondre avec la masse chimeuse qui résulte du premier travail de la digestion; le mélange de la sérosité bilieuse avec le chyme; la séparation des matières fécales bilieuses confondues avec les débris des parties grossières de nos alimens, dans la partie inférieure du tube alimentaire.

C'est la bile qui par sa *déviation*, sa *turgescence*, ou son *altération*, donne lieu à ce trouble général qui se manifeste en nous par la perte de l'appetit, un dégoût marqué des alimens, des nausées, des vomissemens, des insomnies, des maux de tête, des fièvres intermittentes, des fièvres ardentes, différentes éruptions cutanées, l'ictère, &c. auxquels les tempéramens bilieux sont très-sujets, notamment dans l'été, ou après avoir fait des exercices violens, &c.

Une des altérations principales de l'humeur bilieuse est connue sous le nom d'*atrabile*. S'il est permis de donner quelques conjectures sur l'origine de cette humeur, sur sa nature, sur ses organes excrétoires; je me porterois volontiers à croire que la partie extractive attachée aux substances nourricières est celle qui fournit & répare la *partie colorante* du sang & de nos humeurs.

C'est au développement plus ou moins remarquable de cette partie colorante, plus ou moins âcre, plus ou moins ductile, plus ou moins colorée dans les substances végétales & animales qui nous nourrissent, qu'on doit attribuer la couleur pâle, jaune, rouge, ou noirâtre des rouges globules qui se précipitent dans le sang, lorsqu'il est exposé à l'air libre.

Les poils, la barbe & les cheveux semblent être formés aux dépens de cette partie colorante, & employés à son excrétion. Le corps réticulaire de la peau, comme organe sécrétoire, & la rate comme le réservoir, ne pourroient-ils pas être dans la séparation de l'Atrabile (à laquelle cette partie colorante donne naissance, lorsqu'elle est très-altérée) ce que le foie, les glandes albumineuses & les conglomérées font à la dépuration de la lymphe, par rapport à l'excrétion de la bile : ce que font les glandes sébacées, par rapport à la graisse animale déposée sous la peau, dans les cavités des os, ou l'intérieur des membranes ; ce que peuvent être les parties musculeuses, par rapport à la sécrétion de la partie fibreuse du sang ; où les voies urinaires & les pores exhalans de la peau, dans la séparation de la sérosité de ce fluide ?

Quoiqu'il en soit, on ne peut s'empêcher de convenir que si cette supériorité de volume & de force d'une partie sur une autre, existe dans une grande partie des êtres organisés ; une prépondérance analogue d'une humeur sur une autre, se manifeste aussi souvent dans l'économie animale, & devient plus sensible, notamment dans l'âge adulte, lorsque le développement des organes arrive à son plus haut dégré.

C'est ainsi que le sang, la pituite, la sérosité, la bile, l'atrabile, la graisse, en dominant évidemment les uns sur les autres dans chaque individu, impriment ce caractère particulier à son existence, défigné fous le nom de tempérament ; & ce caractère eft ineffaçable dans l'état de fanté, comme dans celui des maladies pour lefqu'elles chacun femble avoir fa propenfion naturelle.

Les Anciens étudioient avec le plus grand foin la nature des tempéramens, leurs nuances, leurs habitudes & les maladies auxquels chacun d'eux eft fujet. Sans avoir d'autre analyfe de nos fluides que celle qui réfulte de la féparation naturelle de leurs parties, lorfqu'ils font abandonnés à eux-mêmes, ils s'attachoient particuliérement à obfer-ver les différens dégrés d'altérations dont les hu-meurs dominantes font fufceptibles ; ainfi que les fymptôme qui réfultent du couvage d'une hu-meur dans fes réfervoirs ou dans les parties adja-centes, pendant le travail de la dépuration ; & les Modernes ont eu peu de chofes à ajouter à la collection précieufe de leurs obfervations en ce genre.

C'eft d'après ces connoiffances indifpenfables à celui qui veut exercer avec fuccès l'art de guérir, qu'il eft facile de déterminer le régime convena-ble aux divers tempéramens, & les grands moyens curatifs propres à détruire le foyer des maladies les plus graves qui quadrent avec leur difpofition naturelle.

Les Anciens pénétrés de ces vérités, notoient fur-tout avec exactitude les phénomènes infépa-rables de la dépuration dans les maladies épidémi-ques, la variété des excrétions ; la nature & la cou-leur des puftules, la fièvre & les autres fymptô-mes de ces maladies. Moins attentifs à ces phéno-mènes qu'ils ne regardoient que comme *acceffoi-res* de ces maladies ; ils s'attachoient principalement à faire, en grand, le tableau de chaque épidémie & à lui donner les couleurs les plus naïves & les plus vives; en se bornant à citer dans l'histoire particulière de chaque malade qui en étoit affecté, la fièvre, l'espèce de pustules, & les autres symptômes les plus remarquables de cette épidémie.

Les événemens de ces maladies étoient marqués d'après l'observation la plus exacte de leurs symptômes, & tels qu'on le voit sur-tout dans les prénotions & les prédictions du plus célèbre de ces grands observateurs. Le traitement des épidémies, ainsi que celui des maladies internes les plus graves & les plus périlleuses, étoit d'écrit dans l'histoire des unes & des autres.

Si l'on considére leurs ouvrages par rapport aux éruptions & aux autres symptômes, on voit qu'ils en ont mis à part (*a*) la description & le traitement; ainsi qu'ils l'avoient fait pour l'histoire de l'épidémie ou de la maladie aigue qui accompagnoit ces éruptions.

Quels progrès l'Art de guérir n'auroit-il pas fait depuis cette époque jusqu'à nous, si cette marche dans la connoissance des maladies & de leur traitement, eût été constamment observée ; si l'esprit de système si facile à porter jusqu'à l'enthousiasme dans la tête des jeunes Praticiens, n'eût pas fait autant de progrès en différens temps ; & si, dans ce siècle, une étude plus sérieuse des pronostics d'Hipocrate en faisant négliger les préceptes salutaires de la pratique simple & active, n'eût enchaîné les Médécins de nos jours dans de stériles & coupables spéculations d'un prétendu com-

---

(*a*) Ainsi Galien, Avicenne, &c. ont traité en particulier des varioles, des rougeoles, des exanthèmes, des dartres, des furoncles, des therminthes, des parotides, des bubons, des charbons, &c. qu'ils s'étoient contentés de citer dans le tableau des épidémies ou des maladies aigues.

bat entre la caufe morbifique qui attaque, & la Nature qui cherche à fe défendre?

Ce n'eft pas que le Médecin clairvoyant & fa-
ge, qui doit agir avec d'autant plus de célérité
que la maladie eft grave & périlleufe, ne doive
fouvent porter à la fois fes regards fur la nature
des excrétions, & fur la forme de la dépuration
qui fe prépare; & qu'il ne foit même quelquefois
obligé de faire la médecine du fymptôme, lorfque
celui-ci paroît urgent.

Mais ces confidérations particuliéres ne doivent
jamais lui faire perdre de vue fon principal objet;
ni lui faire oublier un feul jnftant de diriger fes
grands moyens contre le foyer du mal & la dépravation particuliére de l'humeur dominante qui
entretient la maladie.

Ainfi, foit que l'atrabile fe manifefte par le vomiffement, par les felles, les crachats ou les urines; foit qu'elle fe porte à la peau en excitant des
therminthes, des furoncles, des charbons des bubons, &c., foit qu'elle donne une couleur brune ou
noire aux petites véroles, aux rougeoles, & aux
autres exanthèmes; une humeur auffi exaltée ne manque jamais d'imprimer un caractére frappant à la maladie avec laquelle elle exifte; & quelle que foit la
forme de celle-ci, l'indication principale dans tout le
cours du traitement, confifte à donner un frein à
cette humeur délétére & à en réprimer la grande
acrimonie, au moyen des bains, des lavemens
émolliens, d'un régime végétal adouciffant, des
loocks & des huiles végétales récentes.

Les maladies occafionnées par la préfence de la
bile porracée exigent à-peu-près le même traitement.

De même, lorfque la bile eft trop abondante, ou
a contracté quelque altération remarquable; elle
porte une empreinte plus ou moins fenfible fur les

différentes parties fur lefquelles elle eft dépofée : les effets de fa corruption ou de fa turgefcence font remarquables par les vomiffemens ou les dévoiemens bilieux ; par les pleuréfies, les péripneumonies & les dyffenteries bilieufes ; par les fièvres intermittentes, continues-rémittentes ou ardentes fi communes dans les conftitutions féches & chaudes de l'athmofphére. Alors, quelle que foit la gravité des fymptômes & de la fièvre qui réfulte de la préfence du foyer bilieux ; quelle que foit la nature & la qualité des affections cutanées qui fe manifeftent dans le cours de la maladie ; les indications générales du traitement font conftamment les mêmes ; & elles confiftent 1°. à délayer les humeurs ; 2°. à les évacuer au moyen des vomitifs ; 3°. à corriger celles qui n'ont pas été évacuées, au moyen d'un régime rafraîchiffant, de la diète végétale, des boiffons aigrelettes & des lavemens mucilagineux.

Les éruptions de petite vérole, de rougeole, de pourpre, de miliaire, de dartres ; les éryfipéles, & les différentes affections cutanées qui furviennent dans le cours de ces maladies bilieufes, ne doivent pas détourner le Praticien des vues générales que nous venons d'expofer.

Les maladies inflammatoires ont auffi un caractére & une marche particuliére. Leurs fymptômes les plus remarquables font la fièvre continue ; la rougeur la féchereffe de la peau & de la bouche ; l'ardeur des entrailles ; la couleur rouge & foncée des urines ; l'élevation & la dureté du pouls ; des douleurs fixes dans la partie où l'inflammation eft plus remarquable. Ces maladies auxquelles les tempéramens pléthoriques & robuftes font les plus expofés, notamment lorfque la température de l'air eft froide & féche ; ou après des exercices trop vio-

Iens; exigent les fecours de la faignée, du petit
lait, de la diète, du repos, des lavemens, & du
régime humectant; quels que foient les fymptômes
ou les éruptions qui accompagnent ces maladies
inflammatoires.

Il n'en eft pas de même des maladies catarrhales
qui paroiffent communément après des conftitutions humides & froides de l'athmofphére, & qui
font occafionnées par une furcharge de matiéres pituiteufes ou glaireufes fur les premiéres voies, fur
les organes de la refpiration, ou fur les autres parties du corps. Ici la maffe du fang eft en petite
quantité relativement à celle de ces humeurs; le
pouls eft petit & foible; les urines font pâles ou
blanches; le corps eft affaiffé fous le poids de cette
maffe humorale; les organes de l'irritabilité & de
la fenfibilité font affoiblis & émouffés. L'amas de
ces matiéres fur le cerveau, fur les organes de la
refpiration, fur le tube inteftinal, fur la peau,
donne lieu aux catarrhes, aux affections comateu-
fes, aux apoplexies féreufes, aux péripneumonies
& pleuréfies catarrhales, aux dyffentéries & diarrhées pituiteufes; aux fièvres catarrhales; aux
éruptions miliacées; aux dartres miliaires; aux
dépôts d'humeurs froides, &c. Et dans ces maladies, l'ypécacuanha; l'oxymel fcillitique; les fondans antifeptiques, les véficatoires, les purgatifs
& le régime analeptique deviennent néceffaires.

On fait encore que la graiffe animale eft fufcep-
tible de fe corrompre dans les fièvres putrides &
que les effets de cette corruption font remarquables
par l'odeur d'un *doux-aigre* que répandent les fueurs
des malades, ainfi qu'on l'obferve fouvent dans
les fièvres exanthématiques telles que le pourpre,
la miliaire, la piquerole, &c. Ce n'eft qu'après
avoir évacué les humeurs en furcharge, qu'il eft

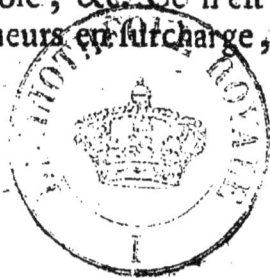

alors permis d'avoir recours au vin, aux acides végétaux, au vinaigre, aux substances végétales sucrées & qui fermentent, & aux antiseptiques les plus puissans qui sont capables de réprimer les progrès de ce genre de pourriture.

La sérosité du sang qui s'accumule dans les différentes parties du corps, donne lieu à l'édême, à la leucophlegmatie, à l'ascite, à l'asthme, à l'hydropisie de poitrine.

Ce genre de surcharge exige également un régime convenable & des remèdes tels que nous les avons désignés à l'article des purgatifs, des fondans, des apéritifs, &c.

Mais en dirigeant les moyens principaux d'un traitement quelconque, quoique le Praticien doive spécialement s'attacher à détruire ou à corriger le foyer du mal; il ne doit pour cela jamais oublier l'effet que les remèdes qu'il prescrit, sont capables de produire sur nos humeurs, qu'il doit corriger, avant d'abandonner son malade & de le regarder comme entiérement rétabli.

Je termine ici le tableau de plantes usuelles, auquel j'ajouterai un supplément, dès que les circonstances le permettront.

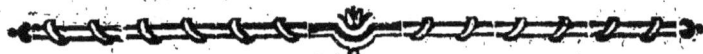

INDEX
DES MATIÈRES.

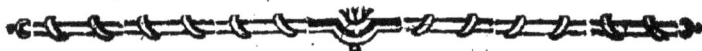

ERRATA.

Page 13 , ligne 7 , projets , *lifez* progrès.

Page 5 , ligne 25 , des alkalis volatils , *lifez* des alkalis.

Page 28 , ligne 18 , de muraille , *lifez* de merveille.

Page 29 , lig. 24 , les bulbes , *lifez* les bulbes ou les feuilles.

Page 31 , ligne 5 , circonftaces , *lifez* circonftances.

Page 35 , ligne 23 , mémoire , *lifez* Mémoires.

Pag. 45 , ligne 19 , aux de vies , *lifez* eaux-de-vie.

Page 45 , *Rofa eglanteria* , l'Eglantier , *lifez Rofa canina* , le Rofier fauvage , ou le Kinorrodon.

Page 50 , ligne 18 , des plânes , *lifez* du plâne.

Pag. 57 , ligne 33 , Ethumuller , *lifez* Ethmuller.

Page 72 , ligne 4 , fanguinoleus , *lifez* fanguinolens.

Page 79 , (§. 2. des plantes camphrées) les hyffopes & les ferpolets , renvoyés à l'article des expectorans , page 109.

Page 85 , ligne 11 & 12 , les caillelets , rappellés au §. 1 , des plantes aftringentes.

Pag. 86 , ligne 10 , lefquelles , *lifez* lefquels.

Page 90 , ligne 6 , qu'elles , *lifez* qu'ils.

Page 93 , ligne 6 , Zeodaria , *lifez* Zedoaria.

page 96 , ligne 31 , vertes , *lifez* verts.

Page 105 , ligne 8 , les Clinopodium , *lifez* les Bafilics fauvages.

Page 111 , ligne 28 , au lieu de *ferula ammoniacifera* , la Gomme ammoniaque , *fubftituez* , *eoddam pulli.* la Gomme gutte , en renvoyant la première avec le *fagapenum* , parmi les emménagogues réfineux.

Page 110 , §. 1 , les Mercuriales , renvoyées au §. 5 , des Minoratifs doux.

Page 112 , ligne 23 , Gomme ammoniaque , *lifez* Gomme gutte.

Page 113 , ligne 5 , diffendu , *lifez* diftendu.

Page 140 , ligne 14 , l'Abre , *lifez* l'Arbre.

Page 142 , ligne 34 , la , *lifez* le.

Page 159 , ligne 31 , dénaturé , *lifez* fouvent dénaturé.

Page 160 , ligne 2 , des différentes , *lifez* de plufieurs.

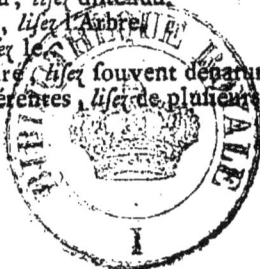